Principes fondamentaux de l'épidémiologie

Éthique et pratique médicale

fondée par Richard Moreau
Collection dirigée par Roger Teyssou

La collection « Éthique et pratique médicale » est une tribune qui permet à tous les acteurs du monde de la santé, professionnels, enseignants, administrateurs, économistes et patients d'exposer leurs opinions, de décrire leur expérience et de proposer des solutions aux problèmes posés par une profession en pleine mutation, et ce en toute indépendance et en conformité avec la déontologie et les bonnes pratiques médicales.

Dernières parutions

Francine KYABU KYAMANGA, *Spécificités africaines du cancer de la prostate et controverses autour du dépistage. Une revue de littérature*, 2025.
Henry COUDANE (dir.), *La réflexion éthique en chirurgie et dans les pratiques interventionnelles innovantes*, 2025.
Jacques RICHARD, *La médecine à ses frontières, La pratique médicale en question*, 2025.
Laurane GROS, *L'humanisation des soins infirmiers en réanimation. L'empathie des soignants et la résilience des patients,* 2025.
Ali RECHAM (dir.), *Le corps comme laboratoire*, 2025.
Pauline HAULTCOEUR, *Stop la prise de tête avec mon assiette ! Mon histoire à propos des Troubles du Comportement Alimentaire (TCA)*, 2025.
Jean-Michel PELLAT, *La matière et son éminence grise. Des expériences de mort imminente à l'énigme de la conscience*, 2024.
Roch MYLAN ETOU, *Honneurs à la mathématique, Regard épistémologique sur la mathématique*, 2024.
Pierre-Marie TEBEU, *Mes grands pas en gynécologie*, 2024.
Pierre-Marie TEBEU, *Mes grands pas en obstétrique*, 2024.
Sophie GUGLIELMONI, *Soutenir les mineurs isolés face au psychotraumatisme. Une éthique relationnelle à l'aide sociale à l'enfance*, 2024.

Odon Nswele Ilundu

Principes fondamentaux de l'épidémiologie

Concepts, causalité et pratiques

L'Harmattan

Du même auteur

– « La participation de la population à la gestion des déchets ménagers solides ». Étude menée à la commune de Ngaba/Kinshasa. (Thèse de doctorat PhD, présentée et soutenue publiquement à l'Université de Bangui, mai 2016)
– « Perception of Adolescents in the commune of Bandalungwa on Practices to Prevent sexually Transmitted Infections ». « DOI : 10.36348/sjnhc.2024.v07i03.002 » (Article publié à la revue *Saudi Journal of Nursing and Haeth Care*, ISSN 2616-7921, https://saudijournals.com)
– « Impact du paquet VIH intégré dans la prise en charge de personnes vivant avec VIH sur l'amélioration de la qualité de vie ». Étude menée à l'ONG, Progrès Santé sans Prix à Kinshasa (Article publié à la revue des *Techniques Médicales de l'ISTM, Kinshasa, 2019*)
– « Facteurs déterminant l'utilisation du service de dépistage volontaire des élèves du Collège Sainte Rita ». Étude menée dans la commune de Mont Ngafula dans la ville de Kinshasa (Article publié à la revue des *Techniques Médicales de l'ISTM, Kinshasa, 2020*)
– « Profil épidémiologique de la morbidité sicklanémique chez les enfants de 0 à 5 ans au centre de médecine mixte et d'anémie SS. » (Article publié dans la revue des *Techniques Médicales de l'ISTM, Kinshasa*, 2020).

5-7, rue de l'École Polytechnique, 75005 Paris
http://www.editions-harmattan.fr
ISBN : 978-2-336-51628-8
EAN : 9782336516288

Avant-propos

L'épidémiologie est une discipline clé pour comprendre et prévenir les maladies dans les populations. Bien que les bases de l'épidémiologie aient été établies il y a plusieurs siècles, ses concepts et méthodes continuent d'évoluer avec les avancées scientifiques et technologiques.

Cet ouvrage vise à combler le fossé entre la théorie et la pratique, en explorant les principes fondateurs et les approches modernes. Nous espérons qu'il inspirera les lecteurs à utiliser ces connaissances pour améliorer la santé publique et renforcer la prévention des maladies.

Abréviations et sigles

AG	Administrateur gestionnaire
CERPROGIS	Centre de recherche et de promotion en gestion des institutions de santé
CI	Confiance intervalle
EPP	Études de prévalence et de population
HR	Hazard ratio
ISTM	Institut supérieur des techniques médicales
OMS	Organisation mondiale de la santé
OR	Odds ratio
P	P-valeur
RDC	République démocratique du Congo
RR	Risque relatif
SES	Statut économique et social
UCL	Université catholique Louvain
VIH	Virus de l'immunodéficience humaine

Introduction générale

L'épidémiologie est l'étude de la distribution et des déterminants des états de santé et des maladies dans les populations. Elle constitue le fondement scientifique de la santé publique et fournit les outils nécessaires pour identifier les causes des maladies et évaluer l'efficacité des interventions préventives et thérapeutiques. Ce livre s'efforce d'expliquer comment l'épidémiologie permet de passer des observations à la compréhension des relations de causalité et à la mise en œuvre des stratégies de prévention.

À travers les chapitres, nous aborderons les concepts clés tels que l'incidence, la prévalence, l'association et la causalité. Nous explorerons les méthodologies des études épidémiologiques, y compris les études de cohorte, les études cas-témoins et les essais contrôlés randomisés. En examinant les défis de l'interprétation des résultats et les biais potentiels, ce livre mettra en lumière l'importance de la rigueur scientifique dans l'analyse des données.

Objectif général

Ce livre a pour objectif général de permettre aux lecteurs d'utiliser sur terrain les méthodes épidémiologiques dans l'analyse des phénomènes de santé et leurs déterminants dans une population donnée en vue des contrôles.

Objectifs spécifiques

Les objectifs spécifiques de ce livre sont de rendre les lecteurs capables de :

– *Déterminer l'état de santé d'une population en termes d'ampleur et de distribution des phénomènes de santé ;*

– *Identifier les facteurs de risque d'une maladie ou tout autre problème de santé ;*

– *Assurer la surveillance épidémiologique au sein d'une population ;*

– *Organiser l'investigation des épidémies et Épizooties ;*

– *Investiguer et contrôler les épidémies et Épizooties ;*

– *Appliquer l'épidémiologie participative ;*

– *Intégrer l'approche d'une santé à tous les niveaux.*

CHAPITRE 1 :

Concepts de base en épidémiologie

1. Définition de l'épidémiologie

L'épidémiologie est une science qui étudie la fréquence et la distribution des problèmes de santé ou des phénomènes liés à la santé dans les populations humaines, dans le temps et dans l'espace, ainsi que les déterminants de cette fréquence et de cette distribution dans le but de maîtriser ces problèmes.

Le terme « épidémiologie » vient du grec : « Epi » (sur) « démos » (population) « logos » (étude de...). Littéralement, l'épidémiologie serait donc l'étude de phénomènes ou d'événements qui surviennent dans la population. On retiendra qu'auparavant, ce mot renvoyait exclusivement à la « science des épidémies ».

L'épidémiologie s'intéresse à la population dans son ensemble, c'est-à-dire à un ensemble de personnes malades (qu'est-ce qu'il faut) et non malades (éviter pour qu'ils ne soient pas atteints ?).

De la définition ci-haut de l'épidémiologie, il se dégage trois éléments fondamentaux :

– La fréquence ou l'ampleur du problème de santé étudié. Cette fréquence se mesure par les mesures de morbidité : l'incidence et la prévalence. C'est la base même de la discipline. Ex. : chercher la fréquence chez les hommes et chez les femmes et émettre les hypothèses.

– La distribution du problème de santé : c'est une description de l'état sanitaire de la population : chez qui ? Quand ? Où ? C.-à-d. personne, temps et lieu (espace).

– Les déterminants c.-à-d. Les facteurs de risque qui influencent la survenue de ce phénomène et sa distribution dans la communauté ; les causes qui influencent la survenue de phénomènes de santé. Cette analyse permet la recherche de l'étiologie des maladies.

À ces trois éléments, est venue se rajouter plus récemment dans le champ de l'épidémiologie « l'évaluation » des actions de santé.

2. Utilité de l'épidémiologie en santé publique

L'épidémiologie fournit :

– La méthodologie pour déterminer et suivre l'état de santé de la population,

– La méthodologie pour déterminer les priorités,

– La méthodologie pour dépister et investiguer les épidémies,

– La méthodologie pour investiguer les déterminants des problèmes de santé,

– La méthodologie pour résoudre les problèmes : identiier leur(s) cause(s), recommander des interventions, évaluer les résultats des interventions.

L'épidémiologie sert à collecter et analyser des données relatives à la fréquence et la distribution des problèmes de santé, ainsi que celles relatives à leurs causes. L'épidémiologiste doit être capable d'apporter des réponses rapides et concrètes sur les problèmes de santé des collectivités, afin d'éclaircir les décisions dans le domaine de la santé publique.

La méthode épidémiologique permet d'émettre une ou des hypothèses, de la (les) vérifier au moyen d'enquêtes et à partir des résultats obtenus, établir de nouvelles hypothèses. Comme l'indique le raisonnement épidémiologique suivant :

L'épidémiologie a des applications précises suivantes :

– La description des problèmes de santé dans la population,
– La surveillance (plus contrôle/éradication des maladies ou autre problème de santé),
– Des maladies et problèmes en rapport avec la santé,
– L'identification de la cause d'un problème de santé,
– L'investigation d'une épidémie,
– L'évaluation des programmes (impact),
– La recherche en santé publique.

La santé publique est définie actuellement comme science, mais aussi un art qui a pour objet l'étude, la planification, la mise en œuvre et l'évaluation des actions permettant d'améliorer l'état de santé de la population. C'est un ensemble de services qui a pour but de maintenir, de restaurer et de promouvoir les problèmes liés à la santé.

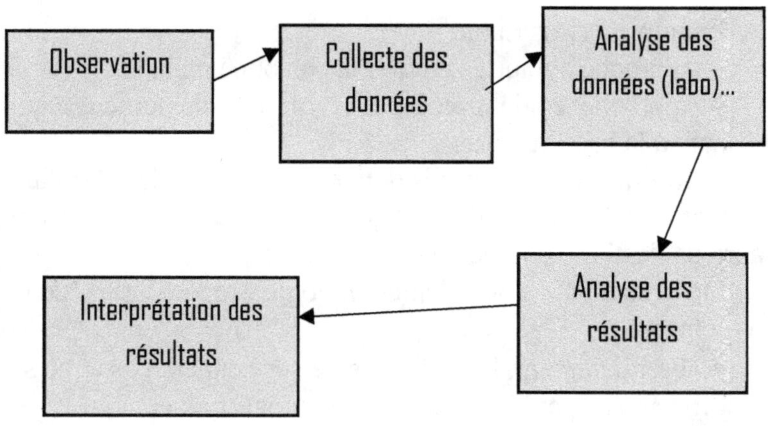

3. Comparaison des approches cliniques et épidémiologiques des problèmes sanitaires (onglet, 1995)

Tableau 1 : Démarche clinique vs démarche épidémiologique

Sujet d'intérêt	Démarche clinique	Démarche épidémiologique
	Malade	Maladie
Diagnostic	Détermination du sujet d'intérêt clinique	Identification d'un phénomène de groupe important
Recherche étiologique	Causes de l'apparition de la maladie chez le sujet	Causes de l'apparition de la maladie et de sa propagation dans la population
Thérapie (intervention)	Guérison	Contrôle et éradication d'un processus
Vérification du succès	Diagnostic d'amélioration de la santé ; surveillance de la personne guérie	Analyse de l'impact d'intervention ; surveillance épidémiologique de la maladie

Exemple : virus Ebola

– Approche clinique : étudier la personne malade,

– Approche épidémiologique : voir les phénomènes qui sont à la base du virus.

Question : quels conseils donner à un parent dont l'enfant de 5 ans est atteint d'asthme et qui vous demande si son enfant aura de l'asthme pour le restant de sa vie ?

On retiendra que l'épidémiologie repose sur deux hypothèses :

- Premièrement, les maladies ne surviennent pas et ne se distribuent pas par hasard dans les populations ; et
- Deuxièmement, il existe, pour chaque maladie qui frappe une population, des facteurs déclencheurs et préventifs.

4. Évolution historique de l'épidémiologie

L'épidémiologie est, dans une certaine mesure, aussi vieille que le monde. Ainsi, pour rendre compte du processus évolutif de l'épidémiologie, l'Agence de santé publique du Canada (ASPC) choisit de s'attacher aux individus, aux interventions et aux études qui ont marqué le passé de cette discipline. En ce qui concerne les individus, par exemple, l'approche est d'autant plus justifiée que « de nombreux personnages historiques étaient des épidémiologistes qui s'ignoraient, bien avant que l'épidémiologie ne devienne une discipline, parce que leurs travaux témoignent d'une pensée et de méthodes épidémiologiques » (Matukala, 2014). De tous les précurseurs de l'épidémiologie, nous n'en avons retenu que ceux qui ont le plus marqué cette discipline émergente.

4.1 Hippocrate (460-377 av. J.-C.)

Considéré comme le père de la médecine moderne, Hippocrate fut le premier à suggérer que le développement de la maladie était relié à l'environnement externe et interne d'un individu (climat, aire, eau, température, mode de vie...). Hippocrate a décrit les symptômes et l'évolution d'un certain nombre de maladies présentes en Grèce antique, comme la pneumonie et les oreillons. Ses ouvrages *Des épidémies I, Des épidémies II et Traité des airs, des eaux et des lieux* ont diffusé le lien entre les maladies et divers facteurs naturels, tels que les saisons, l'environnement géographique et la personnalité. Ils ont aussi fait ressortir l'importance de l'influence de l'environnement sur la santé. Pour Hippocrate, quiconque s'intéresse à la pratique de la médecine doit également considérer des éléments naturels tels que le vent, la saison, la localisation d'une ville, la qualité de l'eau et du sol, la température, le Monde de vie des habitants, etc. Puisque tous ces éléments peuvent contribuer à l'apparition d'une maladie. Bref, les maladies étaient dues aux facteurs de l'environnement interne et externe à l'individu (eau, température, climat, aire, mode de vie).

4.2 John Graunt (1620-1674)

Les travaux de Graunt sont à la base de l'épidémiologie moderne. En effet, si les causes des maladies étaient envisagées depuis Hippocrate, vingt siècles plus tôt, c'est Graunt, un mercier londonien, qui, le premier, a cherché à mesurer leur impact dans *The Nature and Political Observations Made Upon the Bills of Mortality*, publié à Londres en 1662. Dans cette publication et pour la première fois, il était question de quantifier les tendances observées dans les naissances, les décès et les maladies. Graunt nota le déséquilibre des naissances entre les garçons et les filles et la surmortalité masculine. Il inventa à ce propos le concept de « mortalité infantile ».

4.3 Thomas Sydenham (1624-1689)

Sydenham fut en quelque sorte un « Hippocrate britannique », médecin de formation, il était connu pour ses travaux décrivant rigoureusement les maladies comme la goutte, le paludisme, la rougeole et la syphilis. Les résultats de ses descriptions ont permis de voir ces maladies comme des entités distinctes. S'inspirant de travaux de même nature réalisés par des botanistes de son époque, Sydenham a souligné *l'importance de reconnaître et de décrire une maladie*, comme première étape, pour la comprendre et finalement la prévenir.

4.4 Louis René Villermé (1782-1863)

L'œuvre du médecin français Villermé illustre le mouvement de conscientisation envers la notion de santé publique au cours du XIXe siècle, qui en fut un précurseur d'urbanisation et d'industrialisation rapides. Partout en Occident, ces grands bouleversements sociaux se sont accompagnés d'une dégradation générale des conditions sociales pour les travailleurs. Villermé a étudié les taux de morbidité et de mortalité à Paris en 1826 et en 1828, et démontré l'étroite relation qui existait entre ceux-ci et les conditions de vie des différentes classes sociales, preuve selon lui de *l'existence d'un lien entre la pauvreté et l'apparition de certaines maladies.*

4.5 William Farr (1807-1883)

William Farr compte sûrement parmi les nombreux pères putatifs de l'épidémiologie moderne. Responsable du Bureau d'enregistrement général et donc des statistiques médicales pour l'Angleterre et le pays de Galles, Farr s'inspira des travaux de Graunt pour mettre au point un système de classification des décès (sexe, âge, état matrimonial) qui lui permit de confirmer les conclusions de Villermé au sujet des liens entre la santé et les conditions socio-économiques. Parce qu'il a tenu un registre de mortalité avec un intérêt particulier pour le nombre de décès parmi certains groupes d'individus (mineurs, travailleurs de la fonte), Farr est connu comme le père des statistiques de l'état civil et du suivi moderne. C'est lui qui a élargi l'analyse de la mortalité et de la morbidité. Il a continué les travaux de Graunt en mettant sur pied un système de classification : sexe, âge, état matrimonial...

4.6 John Snow (1813-1858)

Surtout connu comme l'anesthésiste de la reine Victoria qui osa proposer l'anesthésie au chloroforme pour ses accouchements, Snow fut également le père de l'épidémiologie « de terrain ». Il a utilisé les données recueillies par Farr pendant 40 ans pour vérifier l'hypothèse voulant que le choléra fût transmis par l'eau contaminée. En effet, Snow s'étonnait devant les variations de la fréquence du choléra selon les quartiers de Londres, qui avaient des caractéristiques semblables mis à part le fait que certains sont approvisionnés en eau par la compagnie Southwart & Vauxhalt et les autres par la compagnie Lambeth. Signalons ici qu'au milieu du XIXe siècle, ces deux compagnies puisaient leur eau dans la Tamise, en pleine ville, mais la Lambeth, sensible aux critiques, reporta ses crépines en amont de la ville. En 1854, une flambée épidémique de choléra donna à Snow l'occasion de vérifier l'hypothèse selon laquelle le choléra se transmettait quand une personne bien portante consommait de l'eau contaminée par un agent invisible à l'œil nu qui se trouve dans les selles de toute personne déjà atteinte de cette maladie. Dans un quartier alimenté par la Southwart & Vauxhall, Snow dénombra une fréquence des cas de choléra de 5 %. Dans un autre quartier, alimenté cette fois par Lambeth, la fréquence n'était que de 1 %. Dans un autre quartier encore, où les deux compagnies se faisaient concurrence, la fréquence y était intermédiaire, à 2 %. La transmission du choléra par l'eau de boisson, de malade à malade, était ainsi démontrée. La preuve de l'importance du facteur « approvisionnement en eau » qui venait d'être faite a conduit à l'application de mesures sanitaires pour prévenir d'autres cas de maladie.

4.7 Louis Pasteur (1822-1895)

Ayant découvert que les micro-organismes (microbes) étaient à l'origine des maladies, Louis Pasteur a inauguré l'ère de la bactériologie médicale et de l'immunologie. **Sa théorie des germes,** énoncée en 1878, stipulait que la cause des maladies infectieuses était des êtres microscopiques, les germes (microbes), qui se multipliaient et se propageaient à l'humain par l'eau, l'air, les objets contaminés et les contacts directs entre deux personnes ou entre un animal et une personne. Cette théorie venait remplacer **la théorie des miasmes**, selon laquelle la plupart des maladies infectieuses étaient générées et transmises par des particules inertes (non vivantes) émanant des eaux stagnantes, de la putréfaction ou de la saleté et étaient transmises par l'air (Desrosiers et Gaumer, 2006, p. 186, cité par Matukala). On se souvient de Pasteur pour sa découverte de la « pasteurisation », la mise au point de vaccins pour les animaux et les humains (contre la rage, par exemple) et la découverte des mécanismes de l'infection.

4.8 Bradford Hill (1897-1991) et Richard Doll (1912-2005)

Hill et Doll ont étudié la relation entre le tabagisme et le cancer du poumon à une époque où cette relation n'était pas évidente. Ils ont mis en évidence une corrélation entre le cancer du poumon et l'usage du tabac chez les médecins britanniques. Lors d'une première étude, entre avril 1948 et février 1952, les hôpitaux de Londres ont notifié au secrétariat de l'étude de 3 446 patients atteints d'un cancer du poumon, de l'estomac ou du gros intestin. Parmi les sujets admissibles, 2 710 ont été inclus dans l'étude. Un deuxième groupe « contrôle » de 1 448 patients hospitalisés pour une affection non cancéreuse fut formé pour appariement avec les malades atteints d'un cancer du poumon. Après analyses, les résultats ont montré que les proportions de non-fumeurs et de fumeurs légers étaient plus élevées parmi les contrôles et que, à l'inverse, les proportions de très gros fumeurs sont plus grandes parmi les cas. Ces différences étaient statiquement très significatives.

5. Paramètres épidémiologiques : temps, lieu et personne

Pour décrire une étude épidémiologique, on se base sur certains paramètres, appelés aussi variables.

5.1 Définition de la variable

On appelle « variable », tout caractère de sujet à prendre des états différents selon les individus, le temps ou le lieu de l'observation. Ce terme s'oppose à celui de « constante ».

Une variable se définit comme un type d'observation faite sur l'individu, le temps ou le lieu.

5.2 Échelle de mesure des variables

Ces échelles permettent de mesurer les variables avec une certaine précision. Quatre échelles de mesure ont été décrites : il s'agit de l'échelle nominale, de l'échelle ordinale, de l'échelle d'intervalle et de l'échelle de rapport. En épidémiologie, on rencontre le plus souvent les trois premières échelles de mesure.

a) Échelle nominale : c'est une variable qualitative

L'échelle nominale est la plus faible de toutes. À ce niveau, les valeurs que peut prendre la variable indiquent uniquement les catégories sans la notion d'ordre ni de grandeur. L'exemple d'une telle échelle de mesure peut nous être donné par le sexe masculin ou féminin qui peut être codé 1 et 0 ou 1 et 2 sans que cela ne représente un certain ordre ou une notion de grandeur. Du point de vue statistique, il n'est pas possible d'effectuer d'opération mathématique avec des données provenant d'une échelle nominale.

b) Échelle ordinale

L'échelle ordinale, bien que pouvant aussi désigner des catégories, a en plus la notion d'ordre de grandeur. Par exemple, les groupes de personnes qui reçoivent un certain traitement peuvent être ordonnés sur un certain critère montrant les différents niveaux (différentes doses) de traitement, le groupe recevant des doses élevées pouvant être classé devant les groupes qui reçoivent les doses faibles. Un autre exemple de variable mesurée sur une échelle ordinale est donné par les classes sociales : riche, classe moyenne, pauvre. Les classes sociales, bien qu'étant des catégories, révèlent en plus la notion d'ordre de grandeur. Elles peuvent être ordonnées en commençant par la classe des pauvres vers la classe des riches. La classe des riches possède plus de moyens que la classe moyenne et la classe moyenne plus que la classe sociale des pauvres.

c) Échelle d'intervalle

L'échelle d'intervalle donne la notion de grandeur et, en plus, elle mesure la distance qui sépare les catégories ou l'intervalle. Pour être une variable mesurée sur une échelle d'intervalle, une variable doit avoir une mesure standardisée et acceptée de tous.

Exemple : la température, la taille, le poids, la pression artérielle.

d) Échelle de rapport

C'est une échelle dans laquelle des différentes valeurs sont comparées à une valeur d'origine constituant le point de départ ou la valeur zéro.

5.3 Nature des variables

Les variables ne sont pas toutes de la même nature. Elles se distinguent selon que leurs valeurs sont ou non de type numérique. Une valeur numérique est dite quantitative et une variable non numérique est appelée qualitative.

Ainsi, le poids des enfants est une variable de type numérique et donc quantitative alors que la couleur des yeux n'est pas numérique et est donc qualitative.

a) Variable qualitative (= variable nominale = variable catégorielle) = non numérique

Une variable qualitative est une caractéristique exprimée par catégorie, elle ne peut être mesurée au vrai sens du terme. Une variable qualitative est toujours discrète = isolée.

Exemples : sexe, religion, niveau d'études, source d'eau, état de santé, traitement reçu, groupe sanguin, couleur des conjonctives, etc.

Une variable quantitative peut être convertie en variable qualitative.

Exemples : âge (en tranches), tension artérielle (en tranches), nombre d'enfants (en tranches), glycémie (en tranches).

Application : les résultats découlant de l'observation d'une variable qualitative sont exprimés par catégorie.

b) Variable quantitative (= variable numérique)

Une variable quantitative est celle pouvant être mesurée réellement ; elle est exprimée par des valeurs numériques. La variable peut être discrète ou continue.

– **Variable discrète (= isolée)**

Elle ne peut prendre que des valeurs numériques distinctes et séparées (discontinues). Entre les valeurs qu'elle peut revêtir, il n'existe pas de possibilité de trouver d'autres valeurs. Ces variables sont exprimées par des nombres entiers. La valeur d'une variable isolée ne se mesure pas, elle est obtenue par dénombrement.

Exemple : Nombre d'enfants par famille, parité, épisodes de diarrhée.

– **Variable continue (= non isolée)**

Les valeurs de ce type de variable peuvent être exprimées par des nombres réels c'est-à-dire des nombres avec chiffres décimaux. Entre les valeurs qu'elle peut revêtir, il existe une série continue (ininterrompue) de valeurs numériques.

Exemple : Âge, tension artérielle, glycémie, poids, taille, taux de Hb.

Application : les résultats des observations faites sur une variable quantitative sont exprimés sous forme de moyenne, minimum/maximum, écart-type, etc.

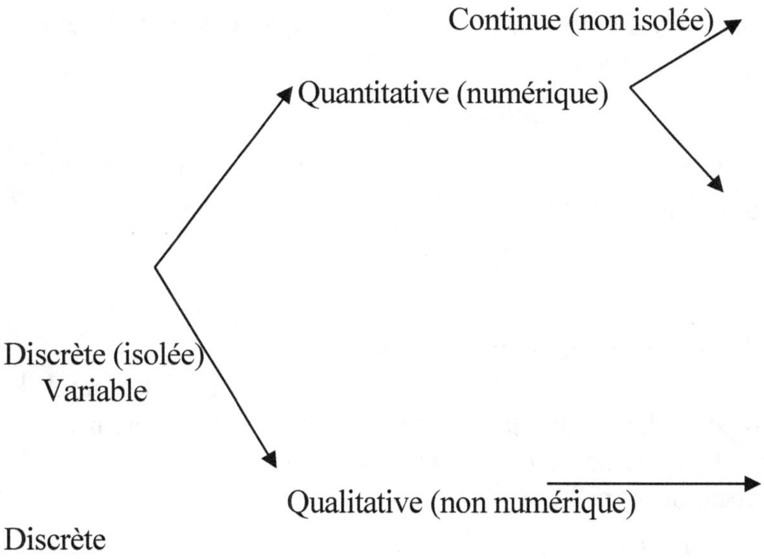

5.4 Types de variables

Les variables utilisées en clinique et en épidémiologie peuvent être regroupées suivant les trois aspects qui permettent de caractériser l'exposition ou la maladie : les variables de personnes, les variables de lieux et les variables de temps.

5.4.1 Les variables de personnes

Elles renvoient aux attributs anatomiques, physiologiques, sociaux ou culturels,

– QUI est affecté ?

– Exprimées en : âge, sexe, état civil, ethnie, religion, niveau d'éducation, niveau socio-économique, degré d'exposition aux facteurs suspects de risque (par exemple, cigarettes, radioactivité, repas, etc.), comportement, attitude, pratique, taille de ménage, hérédité...

– Exprimées par : tableau, graphique.

Les variables de personnes permettent de répondre à la question « QUI ? »

5.4.2 Les variables de lieux

Ces variables prennent compte de la répartition géographique, de la fréquence des facteurs d'exposition et des maladies.

– Où sont les cas ?

– Exprimées en : planète, continent, pays, province, district, territoire, village, ménage

– Exprimées par carte, souvent par rapport à un point de repère (fleuve, montagnes, source suspecte du problème, etc.)

Les variables de milieux permettent de répondre à la question « Où ? »

5.4.3 Les variables de temps

Les variables de temps permettent de caractériser la façon dont une exposition ou une maladie varie selon le temps.

– QUAND les cas sont-ils apparus ?

– Exprimées en : époque, siècle, décennie, année, mois, semaine, jour, heure, minute, temps observation.

– Exprimées par : graphique (courbe épidémiologique), tableau.

Les variables de temps permettent de répondre à la question « QUAND ».

5.5 Relation entre variables

L'étude des relations entre diverses variables permet de les diviser en variables indépendantes et variables dépendantes.

- Une variable indépendante est, en théorie, une variable dont l'évolution n'est pas affectée par d'autres variables. En pratique, c'est une variable potentiellement explicative, un facteur potentiellement causal, dont on cherche à évaluer l'effet. Si, par exemple, on veut étudier la relation entre la fréquence des maladies respiratoires et la pollution atmosphérique, c'est la pollution atmosphérique qui sera considérée comme une variable indépendante.
- Une variable dépendante varie en fonction d'une autre. En pratique, lorsqu'on a recours au modèle cause-effet, on considère que la variable dépendante est celle qui permet de mesurer l'effet étudié. Dans l'exemple précédent, c'est la fréquence des maladies respiratoires qui est la variable dépendante.

Tableau 2 : Les variables dans un tableau de contingence « exposition-maladie »

VARIABLE INDÉPENDANTE = **Exposition ou Cause**	**VARIABLE DÉPENDANTE** = **Maladie ou effet**		
	Malades	.... Non malades	–
Exposés	.... A	.... B	.... a + b
Non exposés	 C	.... D	.... c + d
	.... a + c	.... b + d	... a + b + c + d

Question : Comment l'épidémiologie procède pour établir le rapport entre le cancer du poumon dans une société où chaque adulte fume au moins 20 cigarettes par jour ?

5.6 Notions d'épidémie, endémie et pandémie

Tableau 3 : Différence entre épidémie, endémie et pandémie

	Nombre de cas	Temps	Espaces (Lieu)
Épidémie	Élevé	Limité	Limité
Endémie	Élevé	Illimité	Limité
Pandémie	Élevé	Limité	Illimité

5.6.1 Épidémie

Une épidémie est un développement subit et une propagation rapide d'une maladie transmissible ou non qui atteint simultanément un grand nombre d'individus pendant une période limitée, dans un territoire ou une collectivité déterminés. Elle se manifeste par l'apparition inhabituelle d'un grand nombre de cas, là où cette maladie n'existe pas ou par une augmentation considérable du nombre de cas lorsque la maladie sévit à l'état endémique dans la région ou la population concernée. C'est la manifestation au sein d'une population d'un nombre nettement plus élevé que d'ordinaire de cas d'une maladie donnée (souvent $\geq$ 10 %, sauf les maladies rares).

Question : – Quand peut-on déclarer une épidémie ?

– est-ce que le paludisme peut devenir une épidémie ? Justifiez votre réponse.

Une épidémie est un phénomène de masse, limité du point de vue temps et espace.

<u>Exemple :</u> Ebola à Kikwit, Monkeypox au Sankuru.

Chez les animaux, le même phénomène est appelé « Épizootie ».

Il existe une différence entre une épidémie et une éclosion. Cette dernière est une épidémie pour une petite population.

5.6.2 Endémie

Une endémie est une présence habituelle, dans une région ou dans une population, d'une maladie qui y sévit de façon constante ou périodique. C'est la présence constante d'une maladie (prévalence habituelle) à une fréquence de niveau égale sur une longue période de temps. L'endémie se distingue de l'épidémie du fait que la première est illimitée dans le temps mais limitée dans l'espace, alors que la seconde est limitée dans le temps et dans l'espace. C'est la présence constante (permanente) d'une maladie (prévalence habituelle) à une fréquence de niveau égale sur une longue période de temps.

C'est un phénomène de masse illimité et limité dans l'espace.

Temps illimité = présence de nombreux cas de maladie pendant plusieurs générations successives.

Exemple : – Paludisme en RDC

– Trypanosomiase en RDC

Chez les animaux, on parle de l'« Enzootie »

5.6.3 Pandémie

Une pandémie est l'apparition d'une série de cas limitée dans le temps mais pas dans l'espace. L'espace illimité est représenté par le cas où la maladie se propage dans toute la population, où plusieurs continents et leurs populations respectives sont atteints. C'est la distribution d'une maladie à l'échelle de la planète, c'est-à-dire elle traverse les frontières.

Exemples : – Grippe

– VIH

Chez les animaux, on parle de « Panzootie »

6. Modèle de base du raisonnement épidémiologique

Le modèle « pasteurien » ou biomédical qui est à la base de l'enseignement de la médecine établit une relation causale hypothétique entre un agent et un hôte. Si l'interaction est équilibrée, on est en face d'un état de « santé ». Si l'interaction est au contraire en déséquilibre, c'est la maladie.

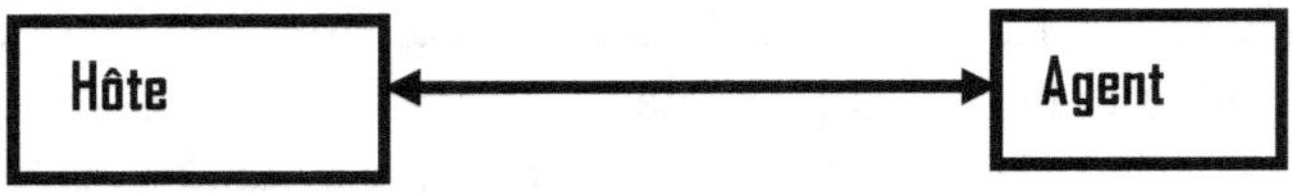

Lorsqu'en clinique, le médecin établit une anamnèse pour savoir pour une pathologie un agent causal (c'est-à-dire, on procède par la question pour diagnostiquer une maladie).

Le modèle épidémiologique tient compte d'un élément supplémentaire, l'environnement (physique, social et biologique). C'est-à-dire, l'agent causal doit trouver un terrain propice pour se développer de manière que l'hôte soit atteint. C'est donc un modèle « écologique » qui envisage la santé comme un état d'équilibre entre trois facteurs (la triade ou triangle épidémiologique) :

– L'individu (hôte) : il comprend un ensemble de facteurs intrinsèques à un individu qui ont une incidence sur son exposition, sa sensibilité ou sa réaction à un agent causal (âge, mode de vie, statut socio-économique, etc.). La susceptibilité de l'hôte dépend de plusieurs facteurs : génétiques, nutritionnels, etc.

– L'agent causal : il peut être infectieux ou un facteur de risque non infectieux (par ex. : virus, bactérie, substance chimique, etc.).

– L'environnement : il englobe les facteurs influant sur l'agent et sur la possibilité de l'exposition. Il s'agit de facteurs physiques (par ex. : le climat), de facteurs biologiques (par ex. : les insectes) ou de facteurs socio-économiques (par ex. : l'accès aux services de santé).

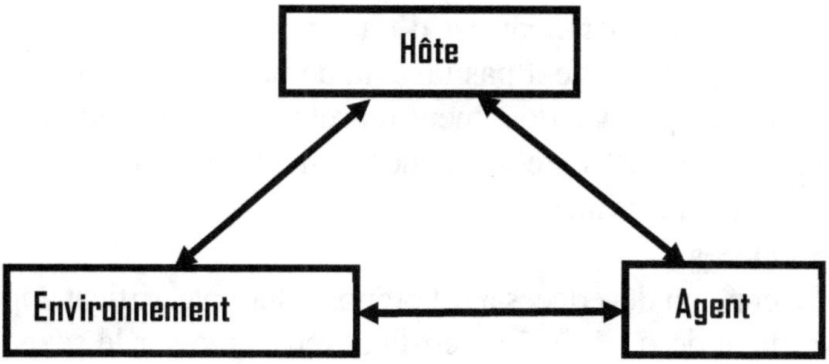

7. Sources de données épidémiologiques

Il existe deux types de données épidémiologiques.

– Les données récoltées sur une base permanente c'est-à-dire les données de « routine » et les données de surveillance épidémiologique.

– Les données récoltées de manière délibérée dans le cadre des enquêtes épidémiologiques.

Ces deux sources de données sont complémentaires car on peut, par exemple, organiser une enquête épidémiologique pour mieux exploiter des données de « routine » et des données démographiques de base sont indispensables pour planifier l'échantillonnage d'une étude d'observation.

7.1 Données récoltées sur une base permanente

7.1.1 Statistiques de l'état civil

Elles comprennent des faits recueillis systématiquement et qui sont représentés sous forme numérique. Il s'agit d'événements en rapport avec la vie tels que les naissances vivantes, les mariages, les divorces et les adoptions.

Exemples d'actes d'état civil.

- <u>Naissances vivantes</u>

Elles sont généralement rapportées sur un document appelé « acte de naissance » sur présentation du certificat de naissance. Ce document est d'une importance capitale. Un certificat qui ne détient pas un acte de naissance n'existe pas sur le plan légal. Ce document renseigne sur la naissance, le sexe, le lieu, la date et généralement, les circonstances entourant la naissance.

- Décès

Le concept de « décès » est rapporté sur un certificat appelé « certificat de décès ». Ce certificat renseigne sur le sexe, les causes de décès, les maladies ou événements qui ont entraîné le décès et sur la date de décès.

7.1.2 Recensements

Ils constituent à dénombrer la population durant une période de temps donnée. Les recensements permettent de connaître l'effectif de la population à un moment donné. Ils fournissent le dénominateur pour le calcul de divers taux utilisés en épidémiologie.

7.1.3. Statistiques médico-sanitaires

Ces statistiques proviennent des institutions qui offrent des services aussi bien curatifs que promotionnels. Il s'agit de :

a) Statistiques hospitalières

Elles fournissent des informations sur la morbidité et la mortalité dans la population. Malheureusement, ces données sont rarement représentatives de la population étant donné que tous les malades ne vont pas à l'hôpital. Les dossiers médicaux sont difficilement exploitables.

b) Statistiques émanant des organismes assureurs

Elles ne concernent que les abonnés. Elles ne couvrent donc pas l'ensemble de la population. D'autre part, beaucoup d'organismes sont préoccupés plus par les détails sur les médicaments que sur les diagnostics.

c) Statistiques émanant des déclarations obligatoires des maladies

Malheureusement peu d'institutions rapportent systématiquement ces maladies. On recourt souvent aux données enregistrées sur des populations particulières (= populations captivées) telles que celle des écoles ou de l'armée.

7.1.4 La police ou la gendarmerie

Ces institutions possèdent des données sur les accidents de route ou autres événements.

7.1.5 Les écoles ou autres institutions de formation

Elles fournissent des données dans le cadre de la médecine scolaire, par exemple.

7.2 Enquêtes épidémiologiques

Ces enquêtes sont organisées en vue de produire les informations nécessaires à la réalisation d'objectifs précis : mesure de l'ampleur d'un problème, recherche étiologique, évaluation d'une intervention, etc.

8. Le concept santé

L'OMS a proposé la définition suivante de la santé : « La santé est un état complet de bien-être physique, mental et social, et ne consiste pas seulement en une absence de maladie ou d'infirmité ».

Malgré les critiques dont elle a fait l'objet des difficultés de définir et de mesurer « le complet bien-être », cette définition permet néanmoins d'aborder la question de la santé selon trois modes distincts et complémentaires :

– Abord perceptuel qui définit la santé comme étant une perception subjective de bien-être ;

– Abord fonctionnel qui décrit la santé comme étant la possibilité de bien fonctionner dans un environnement physique, psychique, et social particulier ;

– Abord adaptatif qui utilise le concept d'adaptation de l'individu à son milieu ;

Il faut noter malgré tout qu'il est difficile de donner une définition simple de la santé car la santé est multifactorielle. Par contre, il est simple de définir la maladie et un problème de santé.

– La maladie est un processus biologique anormal, souvent explicable et classifiable en fonction de ses causes et ses mécanismes.

– Un problème de santé est défini comme une souffrance actuelle ou potentielle qui résulte d'un processus perturbant l'état de santé et provoquant un état de « mal-être » individuel ou collectif.

9. Les déterminants de la santé

Comme nous l'avons signalé plus haut, les principaux déterminants de la santé psycho-socio-somatique, sont en rapport avec l'environnement, les comportements des individus, l'homme (notamment l'hérédité = facteurs intrinsèques) ainsi qu'avec les facteurs régissant les prestations de santé (services sanitaires). Il existe donc une interaction entre la population, le comportement de cette population, l'environnement et les services de santé ; l'un contrôlant l'autre et l'un influençant l'autre.

Principaux facteurs déterminant la santé

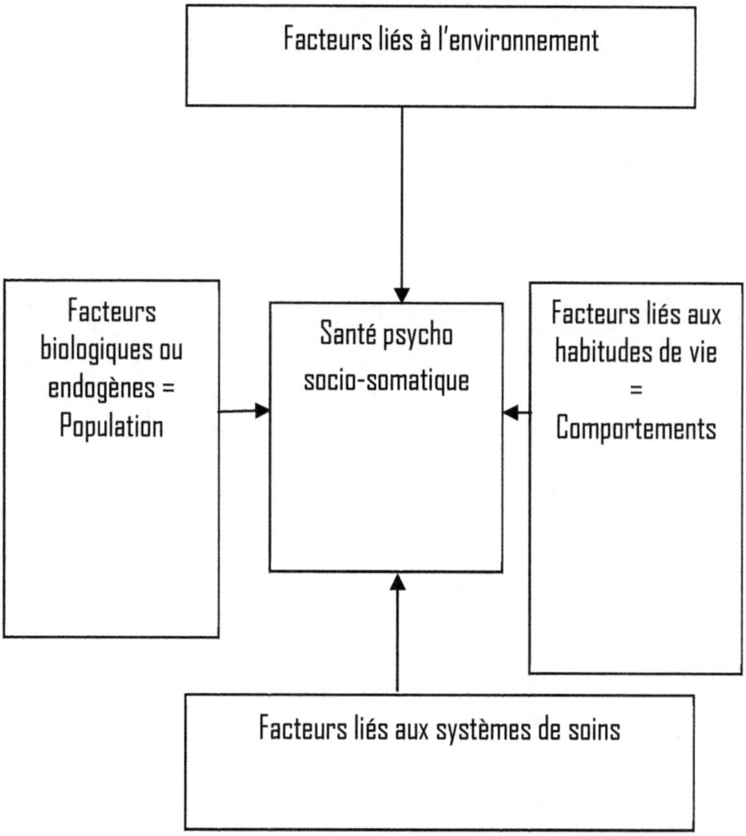

Cela revient à dire que l'organisation des services sanitaires ne saurait à elle seule assurer la santé psycho-socio-somatique.

CHAPITRE 2 :

Association statistique et notion de causalité

L'objet de ce chapitre est double : d'abord, présenter la manière d'évaluer une association statistique valide entre une exposition et une maladie ; ensuite, décrire la notion de causalité en dévoilant quelques modèles de causalité en épidémiologie. Cette description ne manquera pas de souligner la nature dynamique des causes de la santé et des maladies, aussi bien des mécanismes de prévention des problèmes de santé au sein d'une population.

1. Évaluation de la validité d'une association statistique

Le terme « association » désigne une relation statistique entre deux variables, c'est-à-dire la mesure dans laquelle la fréquence d'une maladie ou d'un état de santé chez les sujets ayant une exposition spécifique diffère, en plus ou en moins, de la fréquence de cette maladie chez les non-exposés (Matukala, *op. cit.*). Si les résultats d'une étude épidémiologique peuvent être la conséquence réelle d'une exposition sur le développement d'une maladie, ils peuvent également être le reflet de facteurs autres que l'exposition concernée. C'est ainsi qu'en présence d'une association statistique, il faut toujours se poser des questions avant de conclure à sa validité. Il existe en réalité deux types de validité à vérifier : *la validité externe*, où le chercheur s'assure de la possibilité de généraliser les résultats de son étude à d'autres populations, et la *validité interne,* où il s'assure que le hasard, les biais de sélection ou d'information et la confusion due à certaines variables n'expliquent pas les résultats obtenus.

Voyons ces trois derniers éléments plus en détail.

1.1 Le rôle du hasard

En effet, chaque fois qu'on examine un échantillon de population, il est possible que l'association observée entre une exposition et une maladie soit due au hasard, une situation qu'on nomme une erreur aléatoire. La taille de l'échantillon constitue un des principaux facteurs intervenant sur la part du hasard dans les résultats de l'étude.

1.2 Le rôle du biais

La présence de biais est une des explications d'une association statistique observable entre une exposition et une maladie. Un biais est une erreur systématique introduite lors de la conception ou la réalisation d'une étude. Des biais peuvent donc être inscrits dans la manière de sélectionner les individus, dans le mode d'obtention des renseignements ou dans la façon de présenter ceux-ci. C'est notamment le cas lorsque le mode de sélection des individus diffère selon qu'il s'agit de cas ou de témoins, et que cette différence a un rapport avec leur état d'exposition. De même, si les méthodes de collecte, d'analyse ou d'interprétation de l'information diffèrent entre groupes d'une même étude, on court le risque d'observer une relation alors qu'elle n'existe pas en réalité.

Il existe deux principaux types de biais : le biais de sélection et le biais d'information. Le biais de sélection apparait lorsque la sélection des participants à une étude ne se fait pas sur la base de critères comparables. Le biais d'information, quant à lui, survient lorsqu'on obtient des renseignements non comparables ou de qualité différente auprès des participants d'une étude.

1.3 Le rôle de la confusion

La confusion représente un troisième élément d'explication possible d'une association statistique observée, car celle-ci peut être la conséquence d'autres différences fondamentales entre les groupes qui n'ont pas été mesurés. En d'autres termes, l'association statistique observée peut résulter d'un mélange d'effets entre l'exposition, la maladie et un troisième facteur associé à l'exposition et intervenant de manière indépendante sur le risque de développer la maladie. Ce phénomène s'appelle la confusion et le facteur extérieur que nous venons d'évoquer constitue la variable de confusion.

2. Établissement d'une relation de cause à effet

Quand le hasard, les biais et la confusion sont écartés d'une étude, il devient correct, sur la base des données de cette étude, de conclure à l'existence d'une association statistique valide entre exposition et maladie (Hennekens et coll., 1998). Une association statistique valide peut être une relation de causalité ou de cause à effet, et le principal objectif de l'épidémiologie est de vérifier si tel est le cas. Pour y parvenir, il faut fonder son jugement sur certains critères.

3. Critères de causalité proposés par Bradford Hill

Ces critères donnent des aspects à considérer lorsqu'il s'agit de distinguer les associations causales et les associations non causales. Ces critères sont :

1. Force de l'association — D'après ce critère, plus l'association entre un résultat et une exposition est forte, plus il est probable que cette association soit causale. La force de

l'association se définit par l'ampleur du risque, elle-même mesurée par des statistiques appropriées.

2. Constance de l'association — On dit qu'il y a constance de l'association si celle-ci est observée de façon constante alors que les études sont menées dans différents contextes au moyen de méthodes différentes. Dans de telles circonstances, il est peu probable que toutes les études fassent la même erreur. *Arriver au même résultat lorsque vous faites les mêmes analyses c'est-à-dire à chaque fois qu'on calcule l'association dans le même contexte, il doit établir l'association comme cela a été déjà fait.*

3. Spécificité — La spécificité est établie lorsqu'une seule cause présumée produit un effet spécifique. Hill met cependant en garde contre l'attribution d'une importance exagérée à ce critère. Effet, lorsqu'on a affaire à des maladies multifactorielles, ce critère possède une utilité très limitée et peut même s'avérer invalide. Il y a une seule cause pour expliquer une maladie A→B.

4. Enchainement chronologique — Il est primordial que l'exposition précède le résultat dans le temps. Ce critère est absolument essentiel. La cause (exposition) doit précéder la conséquence (la maladie).

5. Gradient biologique (relation dose-réponse) — Ce critère signifie qu'à un niveau d'exposition accru, en quantité ou en durée, correspond une augmentation du risque de la maladie. Plus vous êtes exposé, plus vous développez la maladie.

Ex. : Plus vous fumez, plus vous développez le cancer.

6. Plausibilité biologique — L'association doit se conformer à ce que prévoient les mécanismes pathologiques. *C'est-à-dire ce que la science établit.* C'est le degré de connaissance biologique atteint dans le domaine visé qui permet de déterminer si ce critère est rencontré.

Alcool →accident} → cela s'explique
Tabac →cancer}
Boire l'alcool → la plaie, sans autre mécanisme

7. Cohérence (compatibilité) : L'association doit être comparable avec la théorie et les connaissances existantes.

8. Preuve expérimentale : Ce critère se vérifie si on fait la preuve que l'état de santé ou de maladie peut se modifier par un régime expérimental approprié. Ce critère renvoie donc à la preuve obtenue par l'élimination d'une exposition nocive dans le cadre d'un programme d'intervention ou de prévention. Il faut démontrer scientifiquement que si vous enlevez la cause, la conséquence n'existe plus.

Alcool → cancer (pas d'alcool)

9. Analogie – Pour Hill, l'expérience d'une situation peut amener à envisager des résultats analogues pour des expositions analogues à d'autres maladies.

4 Modes de transmission de la maladie

Selon Gordis (2004), le mode de transmission de la maladie peut être direct ou indirect. Il y a transmission directe quand un facteur cause directement la maladie sans passer par un facteur intermédiaire. Par contre, on parle de la transmission indirecte quand un facteur cause la maladie à travers d'autres facteurs dans une ou des étapes intermédiaires. Par ailleurs, la transmission indirecte peut se faire de manière horizontale ou verticale. La transmission horizontale se fait indirectement par l'entremise d'un véhicule commun (exposition unique, multiple ou continue), par contact direct de personne à personne ou par l'intermédiaire d'un vecteur. La transmission verticale est celle qui se fait de la mère à l'enfant au cours d'une grossesse.

Tableau 4 : Modes de transmission de la maladie

Modes de transmission des maladies (Gordis, 2014)	
Direct (Transmission croisée)	**Indirect**
Contact direct personne à personne	A. Transmission horizontale 1. Véhicule commun : a) Exposition unique (1 seul facteur) b) Exposition multiple (plusieurs facteurs) c) Exposition continue (ceux qui fument) Ex. : Consommation de denrées alimentaires ou d'une eau contaminée responsable de gastro-entérites. 2. Vecteur B. Transmission verticale (de la mère à l'enfant au cours d'une grossesse).

a. Transmission directe ou croisée : quand un facteur cause directement la maladie sans passer par un facteur intermédiaire.

Ex. : La transmission interhumaine de la tuberculose par voie aérienne.

b. Transmission indirecte : quand un facteur cause la maladie à travers d'autres facteurs dans une ou des étapes intermédiaires.

CHAPITRE 3 :

La prévention et le dépistage

1. La prévention

La prévention c'est l'ensemble de mesures qui visent à éviter le développement des maladies ou de leurs conséquences.

1.1 Histoire naturelle de la maladie :

C'est l'évolution naturelle de la maladie chez un sujet depuis son apparition jusqu'à sa résolution, et ce, en l'absence de toute intervention.

C'est l'histoire naturelle de la maladie qui détermine en grande partie les possibilités de prévention. Le modèle de cette histoire naturelle peut être représenté comme un ensemble d'hypothèses causales reliant entre eux quatre stades successifs (Rotham, 1981 ; Kleinbaum *et al.*, 1982).

1. Le stade de l'initiation du processus étiologique (stade de la sensibilité), qui est atteint dès que le sujet est exposé à l'effet d'un ou de plusieurs facteurs de risque (exemples : effets du tabac, de l'alcool, d'un polluant, d'une autre maladie, de l'expression à un risque infectieux, etc.). À ce stade, seuls les facteurs de risque sont présents.

2. Le stade de l'initiation du processus pathologique ou stade préclinique ou pré-symptomatique qui est atteint quand

des altérations physiologiques pré-symptomatiques se sont produites (exemples : développement d'un cancer du col utérin in situ, installation insidieuse de lésions d'athérosclérose, développement d'une fibrose pulmonaire interstitielle, acquisition d'un état infectieux sans manifestations cliniques, etc.) qui vont évoluer vers la disparition, la stabilisation ou l'aggravation et l'irréversibilité. L'agent étiologique se trouve dans l'organisme et cause des changements pathologiques, sans toutefois entrainer de signes ou de symptômes perceptibles.

3. Le stade de la manifestation de la maladie ou stade symptomatique, qui est atteint quand la maladie est devenue symptomatique. C'est le stade de l'apparition des signes ou symptômes de la maladie chez le sujet.

4. Le stade de la résolution de la maladie ou stade clinique tardif, qui est atteint au terme de l'histoire naturelle de la maladie, quand celle-ci a évolué vers la guérison (spontanée ou non), la guérison avec anomalie résiduelle, la chronicité ou le décès.

Le processus qui fait passer de l'un de ces états à un autre peut être décomposé en trois phases :

1. La phase d'induction au cours de laquelle le sujet exposé est victime d'altérations physiologiques pré-symptomatiques, éventuellement irréversibles ;

2. La phase de promotion, au cours de laquelle le sujet passe du stade préclinique au stade clinique de la maladie en devenant un patient symptomatique ;

3. La phase d'expression de la maladie, au cours de laquelle la maladie évolue jusqu'à son issue finale.

Les phases d'induction et de promotion de la maladie forment ensemble ce que l'on appelle la phase de latence de la maladie, c'est-à-dire l'intervalle de temps qui sépare le moment de la mise en œuvre du premier facteur causal de la maladie et le moment de la détection de celle-ci. Cette phase est d'un intérêt fondamental pour la recherche étiologique (étude des causes des maladies).

La phase d'expression de la maladie est complémentaire à la phase de latence et correspond à ce que l'on appelle le plus souvent la durée de la maladie. Cette phase est l'objet d'étude principale de la recherche clinique (étude des effets et de l'impact des soins médicaux).

La combinaison des notions de latence et de durée permet de définir le caractère chronique d'une maladie. Une maladie peut être qualifiée de chronique soit parce que son histoire naturelle est longue (latence + durée), soit parce que ses manifestations cliniques sont de longue durée. Le concept de chronicité est donc dimensionnel :

1. Latence courte, durée courte (exemple : grippe)
2. Latence courte, durée longue (exemple : syphilis)
3. Latence longue, durée courte (exemple : cancer du pancréas)
4. Latence longue, durée longue (exemple : hypertension)

Ces mêmes observations peuvent cependant être utilisées d'une tout autre façon en vue de l'action. À chacune des trois phases de l'histoire naturelle de la maladie correspond en effet une opportunité d'intervention :

1. À la phase d'induction de la maladie correspond la phase de la prévention primaire, au cours de laquelle il est possible d'empêcher l'exposition à un facteur de risque ou d'en limiter les conséquences (exemples : modifications des habitudes alimentaires ou style de vie, vaccination, contrôle des nuisances alimentaires, etc.), c'est-à-dire tenter d'empêcher l'apparition de la maladie (diminuer l'incidence de la maladie). Protection de la santé par des efforts personnels et communautaires.

2. À la phase de la promotion de la maladie correspond la phase de la prévention secondaire, au cours de laquelle il est possible d'enrayer l'évolution du processus pathogénique (exemples : proposer à un fumeur coronarien de cesser de

fumer, procéder à l'ablation d'une lésion cancéreuse préclinique, assurer un contrôle médicamenteux de la tension artérielle d'un patient hypertendu, etc.), c'est-à-dire tenter de réduire la proportion de maladies dans la population (diminuer la prévalence de la maladie) ;

3. À la phase d'expression de la maladie correspond la phase de la prévention tertiaire, au cours de laquelle on va tenter de limiter les conséquences d'une maladie devenue symptomatique, c'est-à-dire administrer des soins curatifs aux malades. Les actions visent à réduire les graves conséquences de la maladie ou des problèmes de santé. Ces graves conséquences peuvent être des déficiences, des incapacités ou des handicaps.

Ces trois niveaux de prévention ont une grande importance en santé publique. La médecine ne se réduit pas aux soins curatifs. Les professionnels de santé, comme les autres acteurs dans le domaine de la santé (population, responsables politiques, etc.), ont à faire des choix parmi un ensemble d'actions possibles.

- Une déficience englobe tout ce qui perturbe le fonctionnement normal (physique, mental, et social) de l'individu.
- Une incapacité est une limitation fonctionnelle ou une striction de l'activité résultant d'une déficience.
- Un handicap est une exclusion de lieux ou de rôles sociaux qui résulte d'une déficience ou d'une incapacité.

Modèle conceptuel de l'histoire naturelle de la maladie, selon Kleinbaum *et al*.

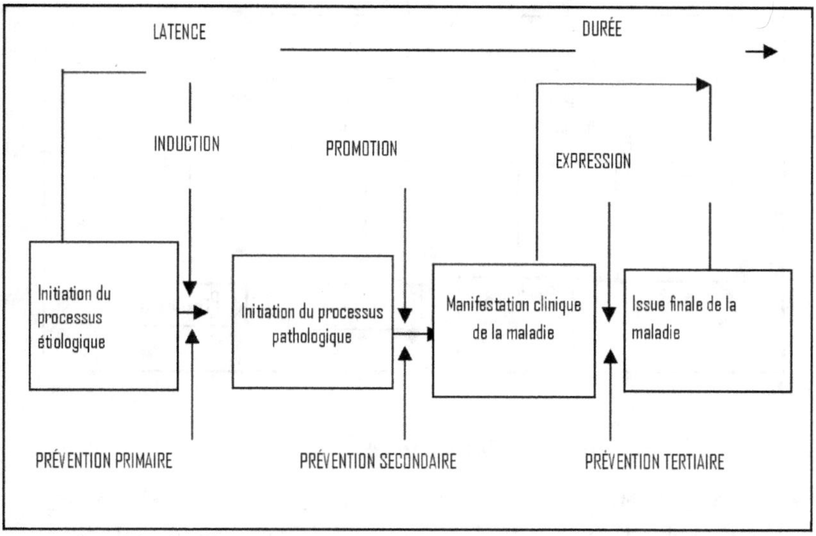

1.2 Niveau de prévention

Il est admis actuellement qu'il existe quatre niveaux de prévention.

Ces quatre niveaux correspondent aux différentes phases de l'évolution d'une maladie.

1. Prévention primordiale ;
2. Prévention primaire ;
3. Prévention secondaire ;
4. Prévention tertiaire.

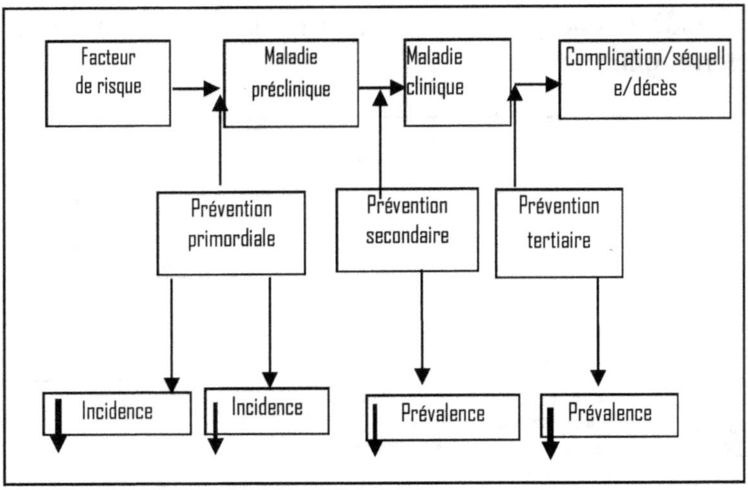

1.2.1 Prévention primordiale

La prévention primordiale vise les facteurs favorisant l'action des facteurs étiologiques spécifiques de la maladie.

La prévention primordiale poursuit comme but d'empêcher l'adoption et la conservation d'attitudes et modes de vie sociaux, économiques et culturels qui prédisposent à un risque élevé de maladie.

La prévention primordiale aura d'autant plus d'effet si le pouvoir public la soutient notamment en mettant en place une réglementation et/ou une politique qui l'appuie.

Prenons un exemple :

Pour lutter contre la carence en iode, la prévention primordiale va consister, par exemple, à mettre en place une réglementation à l'importation du sel de cuisine, à éduquer la population à ne consommer que du sel iodé et éduquer les commerçants à promouvoir l'importation uniquement du sel iodé. La prévention primordiale consiste donc à lutter contre l'apparition des facteurs de risque.

1.2.2 Prévention primaire

Action à la phase d'induction de la maladie, dont le but est de réduire la fréquence d'apparition (incidence) de celle-ci par une action au niveau des causes et des facteurs de risque.

Exemples : Mesures d'hygiène individuelle et communautaire, vaccination.

La prévention primaire intervient au stade de susceptibilité de l'hôte. En effet, le stade de susceptibilité de l'hôte correspond au moment idéal de la mise en place de la prévention primaire étant donné que, à ce stade, la maladie n'a pas encore commencé, mais tous les facteurs de risque sont présents. Par exemple, pour la rougeole, un enfant arrive récemment dans une zone endémique de rougeole, il n'est pas vacciné contre la rougeole, et il est âgé de douze mois, donc a quasiment déjà épuisé les anticorps protecteurs légués par sa mère. Cet enfant est, en conséquence, susceptible de contracter la rougeole. Agir à ce moment-là contrecarrera l'effet des facteurs de risque.

La prévention primaire correspond à un ensemble de mesures qui affectent les facteurs de risque pour qu'ils n'agissent pas sur l'hôte, dans le but d'empêcher l'éclosion de la maladie. Elle intervient sur les sujets fragiles avant qu'ils ne tombent malades. Ces mesures pourraient être des actions générales de promotion de la santé telles que la promotion d'une bonne nutrition ou d'une bonne hygiène à la maison, au travail, etc. L'éducation pour la santé a ainsi sa place dans la prévention primaire. La prévention primaire permet d'empêcher l'apparition d'une maladie ; elle a donc pour objet la réduction de l'incidence de la maladie.

1.2.3 Prévention secondaire

Action à la phase de promotion de la maladie, dont le but est d'empêcher l'évolution de celle-ci du stade préclinique au stade clinique.

Exemples : Détection et traitement précoce des maladies.

La prévention secondaire poursuit deux objectifs : guérir les maladies et atténuer les effets les plus graves grâce à un diagnostic et à un traitement précoce. La prévention secondaire contribue à la diminution de la prévalence.

Au stade où le sujet est asymptomatique, même si la maladie ne s'est pas encore manifestée, les changements pathogéniques sont en train de gagner du terrain sur l'individu. Au niveau de l'évolution de la maladie, nous nous situons à la période d'incubation. La période d'incubation est l'intervalle de temps entre l'entrée de l'agent infectieux et le début de la maladie. Il faut signaler que la période d'incubation, terme réservé aux maladies infectieuses, correspond à la période de latence pour les maladies non infectieuses. Ici, la maladie est dans sa forme légère souvent asymptomatique. La prévention secondaire porte sur le stade asymptomatique de la maladie. Elle permet de réduire la durée d'évolution de la maladie. Par exemple, l'éducation de la population adulte pour se faire contrôler régulièrement la tension artérielle vise à détecter l'hypertension au stade où elle est encore bénigne de telle façon que le traitement permettra d'éviter que la maladie évolue vers le stade avancé. La prévention secondaire a donc pour objet la réduction de la prévalence de la maladie.

1.2.4 Prévention tertiaire

Action à la phase d'expression de la maladie. C'est la prévention de la détérioration, des complications, des rechutes. Ce niveau de prévention est celui de la médecine curative.

La prévention tertiaire vise à éviter des complications, diminuer l'effet d'un handicap ou à réhabiliter la fonction d'un membre ou d'un organe frappé par une séquelle ou éviter la mort du malade. Elle intervient lorsque la maladie s'est manifestée et qu'elle a suivi son cours suffisamment longtemps pour entrainer des dommages résiduels. Les mesures de prévention tertiaire comprennent le traitement spécifique de la maladie avérée et de ses complications ou la physiothérapie qui vise à rendre un membre fonctionnel ou encore le placement d'une prothèse pour améliorer l'ouïe chez un malentendant qui a souffert d'une otite mal soignée. La kinésithérapie d'un sujet hémiplégique qui a souffert d'un accident vasculaire cérébral peut permettre sa réinsertion dans la vie sociale quotidienne.

La prévention tertiaire vise aussi la réinsertion sociale et professionnelle après la maladie. Elle diminue la fréquence des incapacités et des récidives.

Il est important de signaler que la prévention primordiale et la prévention primaire ont le plus apporté à la santé et au bien-être de l'ensemble de la population.

Concernant la prévention secondaire et tertiaire, un diagnostic précoce au moyen de tests valables mais rapides et applicables à grande échelle est nécessaire.

2. Dépistage de masse pour la détection des maladies

Il est clair que l'approche idéale pour le contrôle des maladies est la prévention primaire, c'est-à-dire la prévention de la maladie. Quand la prévention primaire n'est pas possible, la priorité devient le dépistage et le traitement précoces. Pour ceci, il y a 2 possibilités : dépistage dès les premiers signes de la maladie, ou dépistage plus précoce encore auprès des personnes asymptomatiques.

Le dépistage à partir des premiers signes dépend toujours des médecins et du public même pour reconnaître et répondre d'une façon précoce à l'apparition de ces signes. Ce chapitre s'intéresse principalement au dépistage précoce des personnes asymptomatiques, apparemment en bonne santé, afin d'intervenir le plus tôt possible dans le cours de la maladie.

2.1 Définition

Le dépistage de masse est le processus qui diagnostique les maladies ou des déficits passés jusqu'alors inaperçus, grâce à des tests applicables rapidement et à grande échelle.

C'est l'application de tests ou examens sur une population ou des individus apparemment en bonne santé, dans le but de distinguer les sujets qui, probablement, sont indemnes d'une maladie donnée des sujets présentant la maladie jusque-là inapparente, en vue d'instituer des examens complémentaires, des mesures de prévention ou un traitement.

Pour être reconnus par l'application des tests, d'examens ou d'autres procédures qui sont rapidement utilisables et permettent de distinguer entre les personnes qui probablement ont la maladie (ou condition) et ceux qui ne l'ont probablement pas. Un test de dépistage n'est pas nécessairement un diagnostic. Les personnes suspectées positives (par le test) doivent être envoyées chez leur médecin pour le diagnostic définitif et le traitement (si nécessaire). (Okitolonda, 2015).

2.2. But

Le but du dépistage est de déterminer qui a le problème dans la population en general à travers un test disponible à grande échelle.

Exemples : Glycémie (diabète), tension artérielle (hypertension), protéinurie (éclampsie), test sérologique (VIH), frottis de Papa Nicolau (cancer du col utérin).

Le dépistage de masse à plusieurs applications :

1. Dans une étude épidémiologique : détermination de la prévalence ou de la progression naturelle d'une maladie ;
2. Prévention de la contagion et protection de la santé de la population (ex. : tuberculose) ;
3. Dépistage au niveau de l'individu, pour mieux le traiter.

2.3 Caractéristiques d'un test de dépistage

Les caractéristiques importantes d'un test du dépistage de masse sont :

– Validité (sensibilité, spécificité)
– Fiabilité (reproductibilité)
– Rendement
– Rapidité
– Coût faible
– Innocuité
– Faisabilité par techniciens (pas nécessairement par les spécialistes)

La fiabilité

Un test fiable doit donner le même résultat chaque fois qu'il est appliqué au même individu dans les mêmes conditions. Il y a deux sources de variabilité de résultats interindividuelle (entre 2 personnes qui interprètent le test) et intra-individuelle (variabilité de plusieurs lecteurs du test par le même individu). Ainsi, il y a deux facteurs qui jouent sur la fiabilité du test :

– Variabilité inhérente à la méthode elle-même ;
– Variabilité due à l'observateur (entre observateurs ou entre observations du même observateur).

Normalement, ces erreurs peuvent être contrôlées par :

– la standardisation des procédures et équipements,
– par une bonne formation des observateurs,
– par la supervision périodique de leur travail,
– et/ou par l'utilisation de 2 ou plusieurs observateurs qui interprètent les résultats indépendamment.

Il est à noter que si la variabilité d'un test est excessive, l'utilité du test est compromise.

Le rendement

Le rendement d'un test se rapporte au nombre de cas qui n'étaient pas reconnus avant qu'ils soient diagnostiqués par le dépistage et mis sous traitement.

Les facteurs qui influencent le rendement sont :

1. L'incidence de la maladie ;

2. La prévalence de la maladie dans sa phase préclinique (asymptomatique) ;

3. La population visée par le programme de dépistage (rendement plus élevé chez les personnes à plus haut risque, p. ex., dépistage du diabète chez les personnes > 40 ans, les obèses, ou ceux ayant un cas de diabète dans la famille). Un des problèmes dans le dépistage est que la plupart des cas se trouvent souvent parmi les gens qui apparemment n'ont aucun facteur de risque.

Une fois que le rendement du programme commence à diminuer, il faut le revoir afin d'évaluer s'il est toujours utile ou bien si la population visée ne peut pas être redéfinie. Le rendement général peut être augmenté si plusieurs tests (pour plusieurs maladies) sont administrés lors de la visite (par ex. cancer du sein, cancer du col de l'utérus, hypertension, glaucome).

2.4 Conditions requises pour le dépistage

- Le dépistage est à recommander seulement si une intervention peut être effectuée. Cette intervention aura un impact sur l'individu ou la population (par ex. diabète, hypertension, protéinurie – traitement correct ; séropositif VIH – conseil aux contacts pour éviter la transmission) ;
- Le dépistage n'est pas approprié si aucune intervention n'est disponible pour prolonger la vie de l'individu ou pour réduire l'impact sur la population (p. ex. si le cancer du col utérin n'est pas curable, il n'y aurait pas d'intérêt à faire le dépistage précoce, la patiente souffrirait inutilement).

• Le dépistage peut être de masse (campagne). Dans ce cas, il faut que la maladie soit sérieuse (gravité +++, prévalence ↑). Exemple : Trypanosomiase dans une région endémique. Le concept de dépistage suppose implicitement que, réalisé précocement, avant l'apparition des symptômes, le pronostic sera amélioré car un traitement institué avant la survenue des manifestations cliniques évidentes sera plus efficace qu'un traitement tardif.

• Le dépistage peut être aussi individuel ou ciblé à des personnes à haut risque.

Exemple : Chez les personnes qui travaillent avec du plomb ou de l'amiante.

Exemple : Chez les individus du sexe masculin âgés de plus de 50 ans, faire un examen de la prostate.

• La réussite d'un programme de dépistage dépend beaucoup de la participation de la population visée. Un programme de dépistage ne peut pas aider à améliorer la santé de la population si celle-ci ne participe pas au dépistage et ne se soumet pas au traitement nécessaire. Il y a 4 facteurs qui jouent sur la participation de la population :

– La population doit sentir la menace de la maladie (l'individu doit connaître la maladie) ;

– La population doit considérer la maladie comme un problème sérieux ;

– L'individu doit se sentir comme vulnérable à la maladie (s'il ne se sent pas à risque, il ne va probablement pas participer au programme) ;

– Il doit croire que le dépistage peut servir à quelque chose pour lui.

La participation de la population comprend l'acceptation du test, la coopération dans l'interview et la compliance en suivant un diagnostic approfondi ou un traitement si nécessaire. Le programme exige aussi de la part du personnel médical de prendre des mesures nécessaires en réponse aux résultats positifs du test.

Si la maladie concernée est vue comme une menace sérieuse et personnelle, et si le dépistage est vu comme l'occasion de conjurer cette menace, la participation de la population est mieux assurée ; sinon, la participation risque d'être compromise.

2.5 Éléments à prendre en considération dans la mise en place d'un programme de dépistage

1. La condition (ou maladie) doit être un problème important de santé. En effet, étant donné l'investissement de ressources, le dépistage doit être entrepris seulement quand on a l'espoir de pouvoir réduire nettement le taux de handicap ou mortalité ;
2. Il doit exister un traitement acceptable pour les cas (... ne pas entreprendre le dépistage s'il n'y a pas de traitement) ;
3. Les facilités pour le diagnostic définitif et le traitement doivent être disponibles ;
4. Il faut un test ou examen valable (validité) ;
5. Il faut qu'il y ait une phase « latente » ou préclinique (même des signes précoces) ; *parce qu'on doit dépister précocement la maladie à la phase asymptomatique pour détecter les atteintes pour les prendre en charge pour le traitement ;*
6. Le test doit être acceptable par toute la population ;
7. La progression naturelle de la maladie, son développement de la phase « latente » à la phase de la maladie, doit être suffisamment bien comprise. *Parce que lorsqu'on est au stade d'initiation étiologique, on doit connaitre le mécanisme, la cause de transmission de la maladie ;*
8. Il doit exister un programme de prise en charge des cas ;
9. Le coût du dépistage (le diagnostic définitif et le traitement éventuel y compris) doit être pris en charge comparé au coût d'un traitement ultérieur d'un cas déjà avancé (... Analyse coût-efficacité, coût-bénéfice) *c'est-à-dire*

quel est le rapport entre le coût de dépistage et le coût de traitement ;

10. Le programme doit être un processus continu pour l'identification des cas, et non « un exercice ponctuel » (selon le cas), transversal (permanent).

3. Validité et utilité d'un test de dépistage

3.1 La valeur informative des données d'observations

Tableau 5 : Relation entre le résultat d'un test et la présence d'une maladie

Test	**Maladie**	
	Présente	Absente
Positif	A Vrai positif	B Faux positif
Négatif	C Faux négatif	D Vrai négatif

3.2 La validité intrinsèque d'un test par rapport à une méthode de référence

– Sensibilité
– Spécificité

La valeur informative d'un test est toujours relative à une méthode de référence par rapport à toute autre approche qui doit être comparée (le « gold standard » qui fournit l'information la plus proche de la réalité, dans l'état actuel de nos connaissances).

La validité ***intrinsèque*** d'un test dépend de sa capacité à fournir un résultat positif chez les malades et un résultat négatif chez les non-malades, ou, plus exactement, à reconnaître les patients identifiés préalablement comme malades et non malades sur base d'un test de référence. Les paramètres qui mesurent la valeur intrinsèque d'un test sont la sensibilité et la spécificité du test.

On appelle ***sensibilité*** d'un test sa capacité de donner un résultat positif quand la maladie est présente. Dans le langage des probabilités, la sensibilité mesure la probabilité conditionnelle que le test soit positif lorsque la maladie est présente. La sensibilité est estimée par la proportion de résultats positifs parmi les malades, c'est-à-dire le rapport des vrais positifs sur le total des malades. Cette proportion s'exprime de la façon suivante :

Se = total des vrais positifs/total des malades

Ou

a/ (a+c)

La spécificité est la probabilité qu'un test donne un résultat négatif chez les personnes non malades. Elle désigne la capacité d'un test de détecter les personnes non malades ou d'exclure les sujets malades. C'est donc la proportion de sujets ayant un test négatif parmi les sujets non malades. Cette proportion s'obtient par la formule suivante :

Sp = total des vrais négatifs/total des non-malades

Ou

d/(b+d)

3.3 La validité prédictive ou utilité d'un test dans le contexte de l'observation

– **VPP**
– **VPN**

Nous avons vu que pour mesurer la sensibilité et la spécificité, il était nécessaire de déterminer au préalable l'état réel du patient au moyen d'une épreuve de référence. Or, en pratique clinique ou lors de la collecte d'observations épidémiologiques, l'investigateur ne connait évidemment pas cet état réel. Il cherche à le connaître en réalisant le test, ou plutôt, il cherche à estimer la probabilité de la maladie au vu des résultats du test.

La validité prédictive d'un test dépend de sa capacité à fournir un résultat positif ou négatif qui correspond à une probabilité élevée de présence ou d'absence de la maladie. Les indices qui mesurent la validité prédictive d'un test sont la valeur prédictive positive d'un test positif et la valeur prédictive négative d'un test négatif.

La valeur prédictive positive d'un test positif mesure la probabilité conditionnelle que la maladie soit présente lorsque le test est positif. C'est la probabilité a posteriori de présence d'une maladie après un test positif. La valeur prédictive positive d'un test positif est estimée par la proportion de malades parmi les sujets positifs au test, c'est-à-dire le rapport des vrais positifs sur le total des positifs.

La valeur prédictive négative d'un test négatif mesure la probabilité conditionnelle que la maladie soit absente lorsque le test est négatif. C'est la probabilité a posteriori d'absence d'une maladie après un test négatif. La valeur prédictive négative d'un test négatif est estimée par la proportion de non-malades parmi les sujets négatifs au test. C'est-à-dire le rapport des vrais négatifs sur le total des négatifs.

Tableau 6 : Plan d'évaluation de base d'un test

TEST ÉTUDIÉ	TEST DE RÉFÉRENCE		TOTAL
	Malades	Sains	
Résultat positif	VP	FP	VP+FP
Résultat négatif	FN	VN	FN+VN
Total	VP+FN	FP+VN	VP+FP+FN+VN

– VP : résultats vraiment positifs (résultats positifs chez les sujets malades)

– FP : résultats faussement positifs (résultats positifs chez les sujets en bonne santé)

– FN : résultats faussement négatifs (résultats négatifs chez les sujets malades)

– VN : résultats vraiment négatifs (résultats négatifs chez les sujets sains)

Plusieurs informations peuvent être obtenues sur la valeur du test étudié :

Sensibilité = $\frac{VP}{VP+FN} x\ 100$

Spécificité = $\frac{VN}{VN+FP} x\ 100$

Valeur prédictive du résultat positif = $\frac{VP}{VP+FP} x\ 100$

Valeur prédictive du résultat négatif = $\frac{VN}{VN+FN} x\ 100$

Valeur globale du test = $\frac{VP+VN}{VP+FP+FN+VN} x\ 100$

TEST DE RÉFÉRENCE

Tableau 7 : Standard « d'or »/étalon/vérité

	Maladie	**Pas de maladie**	
Maladie	A	B	a+b
Pas de maladie	C	D	c+d
Total	a+c	b+d	n

– **a + c** : Vrais malades (**a** = vrai positif par le test, **c** = faux négatif par le test)

– **b + d :** Vrais non malades (**b =** faux positif par le test, **d** = vrai négatif par le test)

– **a + b :** Total positif par le test (**a** = vrai positif, **b** = faux positif)

– **c + d :** Total négatif par le test (**c** = faux négatif, **d** = vrai négatif)

L'idéal est que les cellules b et c ne contiennent pas de sujets ; c'est-à-dire que le test identifie parfaitement les vrais positifs et les vrais négatifs.

Interprétation pratique du tableau

– Sensibilité : Combien des vrais positifs sont dépistés par le test ? (a/a+c)

– Spécificité : Combien des vrais négatifs sont identifiés comme négatifs par le test ? (d/b+d)

– Valeur prédictive positive (VPP) : Quelle est la probabilité pour que quelqu'un identifié comme positif par le test soit positif ? (a/a+b)

– Valeur prédictive négative : Quelle est la probabilité pour que quelqu'un identifié comme négatif par le test soit vraiment négatif ? (d/c+d)

– Efficience (valeur) globale du test : Quel est le pourcentage des personnes testées correctement classées comme positives ou négatives ? (a+d/n)

.3.4. Le théorème de Bayes

La validité prédictive d'un test dépend fortement du contexte dans lequel le test est effectué.

La valeur prédictive positive ou négative d'un test est le résultat de l'interaction entre la fréquence de la maladie dans la population étudiée, la sensibilité du test et sa spécificité. Ceci peut être démontré aisément en appliquant les règles du calcul des probabilités.

Une de ces règles, appelée le théorème de Bayes, permet de calculer la valeur prédictive positive et la valeur prédictive négative de la façon suivante :

$$VP = \frac{Prévalence\ x\ Se}{(\text{Prévalence x Se}) + (1 - \text{Prévalence})\ \text{x}\ (1 - \text{Sp})}$$

$$VPN = \frac{(1 - \text{Prévalence})\text{x Sp}}{(1 - \text{prévalence})\ \text{x Sp} + (\text{prévalence})\text{x}\ (1 - \text{Se})}$$

CHAPITRE 4 :

Études épidémiologiques

1. Introduction

À partir des études de mortalité et de morbidité menées dans une communauté, l'épidémiologiste peut observer une association statistique entre une caractéristique de la population et la survenue d'une maladie. Cette association peut néanmoins être fallacieuse. Dans un 2e temps, l'épidémiologiste peut essayer de confirmer cette association en menant des études épidémiologiques dans l'intention de déterminer si l'association est présente dans le groupe d'individus ayant la caractéristique en question et absente dans le groupe d'individus n'ayant pas ladite caractéristique.

Figure 4.1Types d'études épidémiologiques (ASPC, 2005)

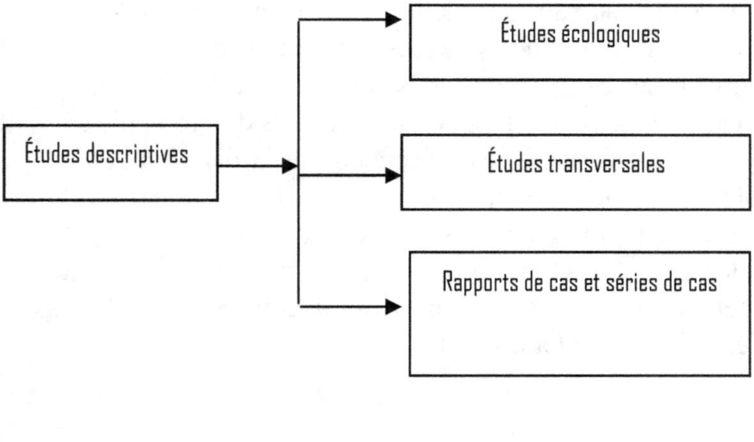

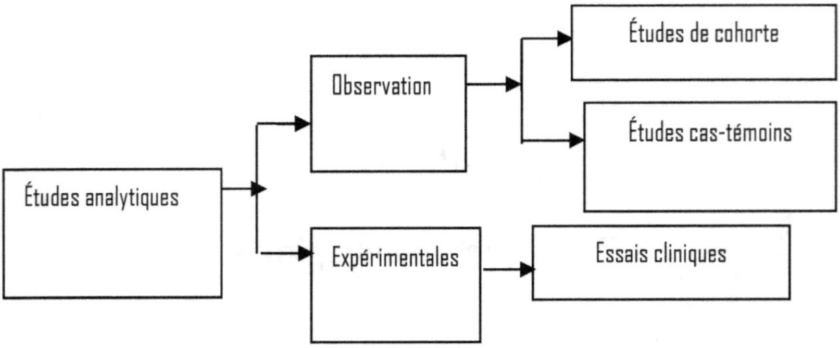

2. Épidémiologie descriptive

2.1 Définition

L'épidémiologie descriptive indique la fréquence et la distribution de la maladie ou des problèmes de santé dans les populations en fonction des variables-personne, lieu et temps (Simpson et coll., 2008).

2.2 Caractéristique d'une étude descriptive

Elle sert à décrire une situation, un phénomène ou une population à un moment donné, tout en fournissant les informations de base sans chercher à expliquer les causes.

Les études descriptives consistent à collecter systématiquement et analyser les données en vue de répondre aux questions suivantes : quelle est la nature du problème ? Quelle est l'importance du problème ? Qui est concerné ? Comment se comportent ceux qui sont affectés par le problème ? Que pensent-ils et que savent-ils du problème ?

Les études descriptives s'occupent de la distribution des problèmes : sous-groupes de la population atteinte, la répartition géographique ainsi que les variations de fréquence dans le temps. Ces études peuvent fournir des informations qui permettent de formuler une ou plusieurs hypothèses épidémiologiques (Okitolonda, 2015).

L'étude descriptive ne vise pas à tester une hypothèse mais seulement à fournir des informations sur les caractéristiques d'une population (qui ? quand ? où ?). Ces informations peuvent éventuellement déboucher sur la formulation d'une hypothèse qui est alors à vérifier par une étude analytique.

2.3 Questions auxquelles répondent les études descriptives

Les études descriptives permettent de répondre aux questions : qui ? quand ? où ?

1°) L'individu (qui ?)

Les données descriptives concernant l'individu correspondant à la question, « qui est malade ? », l'âge, le sexe, la religion, le statut marital, le type de personnalité, la race ainsi que des facteurs socio-économiques tels que l'éducation, le revenu et la profession.

2°) Le lieu (où ?)

La seconde question essentiellement posée par les études descriptives est : « En quel lieu s'observent les taux de morbidité les plus élevés et les plus bas ? ». Les caractères descriptifs géographiques peuvent donner des aperçus très importants sur l'étiologie d'une maladie.

3°) Le temps (quand ?)

Les données descriptives concernant le temps correspondent à la question : « À quel moment la maladie est-elle la plus rare ou la plus fréquente ? ». À certains égards, des modifications chronologiques du taux de la maladie correspondent au concept classique d'épidémie, augmentation importante de la morbidité en un laps de temps relativement court.

2.4 Types d'études descriptives

Il existe trois types d'études descriptives : les rapports d'observation de cas ou de séries de cas, les études transversales et les études écologiques (Hennekens *et al.*, 1998).

A. Les rapports d'observation de cas ou de série de cas

Suivre un individu qui présente un problème de santé, noter les symptômes et formuler les hypothèses, ne jamais les tester.

Ils consistent à faire établir le profil soigneux et détaillé d'un ou de plusieurs patients par un ou plusieurs médecins. L'étude de cas individuel peut s'appliquer à des séries de cas, qui donnent les caractéristiques d'un certain nombre de patients atteints d'une maladie donnée. Les rapports d'observation de cas ou de série de cas constituent le type le plus fondamental d'études descriptives : on suit un patient ou un groupe de patients avec le même diagnostic et on procède à la formulation d'hypothèses à partir d'un certain nombre d'observations. Les observations peuvent présenter les premiers signes d'une nouvelle maladie ou d'un nouveau facteur de risque, ou encore un début d'éclosion. Par exemple, c'est un seul rapport d'observation qui a conduit à l'hypothèse selon laquelle l'utilisation de contraceptifs oraux accroit le risque de thrombose veineuse. Les études des cas représentent une interface importante entre la médecine clinique et l'épidémiologie et concernent, le plus souvent, des manifestations cliniques inhabituelles.

Lorsqu'elles sont réalisées à petite échelle, ces études sont appelées « études descriptives de cas ». Une étude descriptive de cas peut porter sur un patient, sur une formation sanitaire ou sur un village. Une étude descriptive peut porter aussi sur une série de cas.

La prévention est difficile à faire, seulement éviter le contact avec le malade car on ne sait pas de quoi la personne souffre. Les résultats sont difficilement généralisables. On ne peut pas calculer la prévalence. Il n'y a pas de groupe témoin.

B. Les études transversales (Étude de prévalence)

Ce sont des études dans lesquelles on recherche, chez un individu, à une date précise, la présence d'une maladie (Hennekens et coll., 1998). Par exemple, les enquêtes de besoins sanitaires. Les études transversales servent à estimer l'importance d'un problème de santé et en surveiller l'évolution, évaluer les interventions sanitaires et formuler les hypothèses. Les études transversales, aussi appelées études de prévalence, sont couramment utilisées en épidémiologie descriptive pour mesurer la prévalence d'une maladie.

Les études transversales évaluent le niveau actuel ou passé de l'exposition. Elles décrivent un tableau épidémiologique et génèrent les hypothèses étiologiques. L'utilisation d'un questionnaire d'enquête constitue une façon de recueillir des renseignements sur l'exposition et sur la maladie. Lors des études de prévalence, les informations sur la maladie et sur l'exposition sont obtenues simultanément, si bien qu'il est difficile de dire si la maladie a précédé l'exposition et vice versa. On note aussi qu'on détecte difficilement les maladies de courte durée avec la prévalence. Ainsi, les associations trouvées entre l'exposition ou les niveaux d'exposition et la maladie représenteront mieux les personnes atteintes d'une maladie de longue durée. Toutefois, les études transversales ont l'avantage d'être relativement faciles et moins coûteuses. Décrire un phénomène de santé et donner l'intensité c'est-à-dire le nombre de cas dans la population et calculer la prévalence. Elle donne la situation ponctuelle (la photo de la situation), l'intensité avec laquelle le problème se pose dans la population.

Avantages : rapide, moins chère, génère les hypothèses ;

Inconvénient : difficile de dire si la cause a précédé la conséquence (critère d'enchainement chronologique).

C. Études écologiques (Études corrélationnelles)

Elles sont aussi qualifiées d'études corrélationnelles. Les études écologiques sont différentes des autres études épidémiologiques d'observation en ce que leur méthode d'analyse implique des groupes plutôt que des individus. Ce sont des études dans lesquelles les unités d'analyse sont des populations entières ou des groupes plutôt que des individus pour décrire la relation entre une exposition et une maladie spécifique ou pour décrire une maladie en rapport à un facteur d'intérêt tel que l'âge, l'utilisation des services de santé, etc. On compare donc un groupe à un autre groupe.

En général, des zones géographiques (des pays, des provinces, des aires de recensement, etc.) sont utilisées comme unités d'analyse, et les différences des expositions et des résultats d'intérêt entre ces zones sont comparées. Par exemple, on peut étudier l'association entre le revenu médian et la mortalité par cancer selon les provinces du Canada. Elle consiste à décrire et émettre les hypothèses à partir des corrélations dégagées. Ici, les unités d'études sont les groupes contrairement aux études précédentes où les unités étaient les individus.

Ex. : L'âge moyen au décès par rapport à la moyenne de revenu des habitants de la commune de Lemba.

3. Épidémiologie analytique

3.1 Définition

L'épidémiologie analytique fait référence aux études conçues pour examiner des associations, le plus souvent des relations causales présumées ou hypothétiques. Une étude analytique a généralement pour objet de définir ou de mesurer les effets de facteurs de risque, ou alors elle s'intéresse aux effets sur la santé d'expositions particulières.

3.2 Types d'études analytiques

L'épidémiologie analytique comprend les études analytiques d'observation et les études analytiques expérimentales, qui sont les essais cliniques (essais préventifs et essais thérapeutiques).

3.2.1 Les études analytiques d'observation

En épidémiologie, on peut conduire deux types d'études analytiques d'observation : les études de cohortes et les études cas-témoins.

3.2.1.1 Les études de cohorte : études longitudinales, de suivi, d'incidence (études prospectives)

À l'origine, le mot cohorte était utilisé pour désigner une partie de la population née au cours d'une période donnée. Avec le temps, le sens du mot s'est élargi pour englober tout groupe de personnes suivies ou étudiées sur une période donnée. Ainsi, on peut parler de la cohorte des femmes ayant eu un premier enfant en 2000, de la cohorte des étudiants en études de la santé ayant suivi le cours d'épidémiologie en 2015.

Une étude de cohorte est conçue pour suivre dans le temps une population dynamique fermée (cohorte fermée) de sujets qui, au départ, sont indemnes de l'événement étudié, les sujets déjà malades étant non éligibles.

Les sujets éligibles sont répartis dans les différents groupes d'exposition au début de l'étude (E^+ et E^-).

Cette population « à risque » est suivie pendant une période de temps définie (« follow-up ») au cours ou au terme de laquelle les événements incidents recherchés sont identifiés (nouveaux cas de maladie ou décès). Au terme du suivi, les sujets peuvent donc être classés en quatre catégories :

– Exposés ayant présenté l'événement incident ;
– Exposés n'ayant pas présenté l'événement incident ;
– Non-exposés ayant présenté l'événement incident ;

– Non-exposés n'ayant pas présenté l'événement incident.

Les études de cohorte représentent la forme la plus rigoureuse des études épidémiologiques non expérimentales. Elles seules permettent d'évaluer l'incidence d'une maladie d'établir une relation de cause à effet entre facteur de risque et maladie avec le moins de biais possible, d'évaluer le temps de latence et le risque relatif avec une précision maximale.

Toutefois, la précision et la validité des informations fournies sont obtenues au prix d'un investissement souvent considérable en temps et en moyens, et les études de cohorte, comme toutes les autres études épidémiologiques, sont soumises à des travers spécifiques qui peuvent en entacher la validité.

Une étude de cohorte est généralement prospective et, dans ce cas, utile pour tester des hypothèses causales.

Cependant, une étude de cohorte peut aussi être rétrospective particulièrement quand l'événement attendu est rare ou lorsque sa survenue est précédée d'une longue période de latence. Dans ce cas, il est plus facile de faire démarrer l'étude quand l'exposition et l'issue ont déjà eu lieu, par exemple, en recourant à l'exploitation de bases de données disponibles.

Avantages et faiblesses des études de cohorte

– Avantages

- Elles établissent la conséquence temporelle entre l'exposition et l'effet (ou les effets) observé, (hypothèse de causalité) ;
- Elles ne sont pas soumises à la plupart des biais affectant les études cas-témoins :

– Biais de mesure rétrospective des facteurs de risque (biais de souvenir),

– Biais de survie sélective ;

- Elles conviennent particulièrement à l'étude de maladies fréquentes ;

• Elles permettent le calcul de l'incidence, du risque relatif et d'autres variables évaluant le risque encouru par la population exposée et non exposée ;

• Elles offrent l'avantage d'être bien adaptées à la mesure du risque lié à certains facteurs d'exposition.

– **Faiblesse et inconvénients**

• Elles exigent l'inclusion d'un grand nombre de sujets à la phase initiale ;

• Elles ne conviennent pas à l'étude de maladies rares, pour lesquelles le nombre de sujets initialement inclus deviendrait rédhibitoire ;

• Elles sont longues et très coûteuses :

• Ce ne sont, par conséquent, pas des études exploratoires : les hypothèses testées doivent avoir acquis au préalable leur fondement scientifique par des études plus légères ;

• Elles restent soumises à l'existence potentielle de biais de sélection, de mauvaise classification, ou de biais liés aux facteurs de confusion ;

• Elles sont exposées au risque de changements dans les méthodes, c'est-à-dire que les comportements et expositions des participants peuvent changer au fil du temps ou encore l'évolution de technologies de mesure peut créer des incohérences dans les données collectées.

Recommandation pour le choix des sujets dans les enquêtes de cohorte

Ce que le groupe témoin nous apporte comme information dans une enquête de cohorte, c'est la fréquence attendue de la maladie dans un groupe comparable en tous points du groupe exposé au facteur de risque à l'exception du fait qu'il n'est pas exposé au facteur étudié.

Dans une enquête de cohorte, on veut être sûr que les sujets non exposés proviennent bien de la même population que les sujets exposés. Les sujets non exposés doivent avoir le même risque théorique de contracter la maladie que les sujets exposés s'ils étaient mis en contact avec le facteur de risque.

Voici les sources potentielles de sujets exposés et non exposés :

– Population générale,

– Échantillon de la population générale,

– Groupes particuliers (médecins, anciens combattants, etc.),

– Groupes professionnels avec différents niveaux d'exposition.

Exemples :

– Population générale : on utilise les certificats de naissance en les appariant aux certificats de décès pour un État donné. On peut alors déterminer les caractéristiques associées à l'augmentation de risque de décès chez les nourrissons ;

– Échantillon de la population générale : on prend un échantillon de gens vivant dans une certaine ville ; on détermine leur consommation de tabac, leur degré d'obésité, leur taux de cholestérol, etc. on les suit plusieurs années pour voir s'ils développent une maladie cardio-vasculaire (Enquête de Framingham) ;

– Groupes particuliers : on prend tous les anciens combattants du Vietnam et on détermine rétrospectivement leur exposition à l'agent Orange. Puis on regarde l'apparition de cancers du poumon prématurés dans les groupes « exposés » et « non-exposés » ;

– Groupes professionnels : on prend des foreurs dans un gisement d'uranium et on détermine leur niveau d'exposition à ce produit. On les suit pour voir s'ils développent un cancer du poumon (exposition au facteur de risque est d'intensité variable).

Ou bien, on prend des foreurs dans un gisement d'uranium et on les suit pour voir s'ils développent un cancer du poumon ; on compare les taux de cancer du poumon avec ceux de la population générale (groupe non exposé).

3.2.1.2 Études cas-témoins

(On tient compte de la maladie c'est-à-dire on recherche l'origine de la maladie car l'exposition a déjà eu lieu).

C'est une étude d'observation analytique dont les sujets sont sélectionnés selon la présence (cas) ou l'absence (témoins) de la maladie étudiée. L'étude cas-témoins est toujours rétrospective, puisqu'elle cherche dans le passé la cause possible d'un effet. Pour une étude cas-témoins, le chercheur sélectionne deux groupes de sujets issus de la même « population source » dont il va s'efforcer d'accroitre la comparabilité en contrôlant les grandes caractéristiques.

Les études cas-témoins :

– Nécessitent une durée et des effectifs réduits,

– Sont particulièrement adaptées à l'étude d'événements rares,

– Permettent assez facilement de formuler de nouvelles hypothèses étiologiques,

– Ne font pas courir des risques aux sujets.

– Elles posent deux problèmes importants car :

La définition de l'exposition se fait après la survenue de l'événement,

Les cas et les témoins proviennent de deux populations qui ne sont jamais parfaitement comparables et des biais sont possibles (biais de sélection, d'indication).

Les études cas-témoins sont indiquées dans les circonstances suivantes :

1. maladie rare dans une population (taux de prévalence < 5 %),

2. quand on ne veut pas faire courir des risques aux sujets,

3. la maladie est déjà là et on voudrait rechercher les facteurs de risque.

Les études cas-témoins peuvent ouvrir les avantages et les inconvénients ci-après :

➢ **Les avantages** : les études cas-témoins présentent les avantages suivants :

– Elles peuvent être menées à terme rapidement. Ces études sont souvent de courte durée. La maladie est déjà déclarée et l'enquête étiologique est habituellement rétrospective. La durée de l'étude est indépendante de la durée d'incubation ou de la période de latence.

– La stratégie des cas-témoins est particulièrement intéressante pour les maladies rares.

– L'étude cas-témoins permet de rassembler un nombre suffisant de sujets malades pour comparer de manière statistiquement satisfaisante la distribution des facteurs de risque entre patients et sujets sains. Elle nécessite moins de sujets car l'étude est basée sur des cas déjà déclarés.

– Dans une étude cas-témoins, on peut analyser un nombre important de facteurs de risque présumés que l'on collecte dans les antécédents des sujets.

– Une étude cas-témoins est, par conséquent, beaucoup moins coûteuse tant en argent qu'en temps ou en personnel.

– Une étude cas-témoins permet de chercher même les effets nocifs d'un médicament ou d'un produit, alors qu'il y aurait des problèmes d'éthique si cette étude était menée de façon prospective. Ici, on ne fait pas courir le risque aux sujets de l'étude.

➢ **Les inconvénients** des études cas-témoins sont les suivants :

– Risque inhérent de biais dans la sélection des témoins (souvent en milieu hospitalier) ;

– Informations souhaitées ne pouvant ne pas être disponibles dans les dossiers médicaux ou quand on fait appel à la mémoire ;

– Difficultés (impossibilité) de déterminer l'incidence, les taux d'attaque chez les exposés et chez les non-exposés ;

– Information fournie par le cas où le témoin risque d'être biaisé. Ces études cas-témoins sont particulièrement sujettes aux biais de sélection et de souvenir. En effet, le cas peut mieux se souvenir des facteurs dans le passé que le témoin surtout pour des maladies graves comme : le sida, la leucémie, le cancer, etc. ;

– Difficultés pour définir de façon exacte et précise l'exposition.

A. La sélection des cas

Un des premiers éléments à envisager dans un projet d'étude cas-témoins est la définition de la maladie ou de l'événement étudié. La définition de la maladie doit être une entité homogène, d'où la nécessité de déterminer des critères spécifiques et précis de la maladie (cas définitifs, cas probables, cas possibles). Les cas peuvent être identifiés à l'aide d'un questionnaire de dépistage avec question spécifique sur une histoire d'asthme, par exemple, diagnostiquée par un médecin (diagnostic d'asthme possible). On peut également utiliser des tests objectifs comme le test cutané d'allergie, ou le test de provocation bronchique à la méthacholine (diagnostic probable). Enfin, on peut définir les cas à partir d'un examen clinique (diagnostic d'asthme définitif).

Il faut également établir des critères précis d'inclusion et d'exclusion pour les cas. Par exemple, on peut décider de travailler sur les cas âgés de 20-45 ans pour l'asthme (afin d'exclure la maladie pulmonaire obstructive chronique) (emphysème – bronchite chronique), appartenant à un groupe ethnique donné (si on soupçonne que la maladie est associée à un groupe ethnique en particulier), etc.

Les sources de recrutement des cas peuvent être des hôpitaux (base hospitalière), des cliniques privées, des registres de cas (cancer, ou maladie à déclaration obligatoire) ou la population générale. Les cas provenant d'un hôpital sont faciles à recruter et relativement moins coûteux. Il est cependant difficile de généraliser les résultats relatifs à ces cas à l'ensemble de la population si l'hôpital de recrutement est un hôpital tertiaire ou spécialisé. Les cas sélectionnés à partir de la population générale sont coûteux, mais leurs résultats sont facilement généralisables si tous les cas ont été identifiés. Si seulement une faible proportion des cas dans la population générale a été identifiée, il serait bien difficile de dire à quel point ceux-ci sont représentatifs de tous les cas possibles.

B. La sélection des témoins

C'est sans doute l'étape la plus difficile et la plus critiquée dans l'élaboration d'une étude cas-témoins.

Dans le choix des témoins, on doit considérer certaines caractéristiques des cas, la provenance de ces derniers, la possibilité d'obtenir des informations de même qualité que chez les cas et le coût de cette opération. Les témoins doivent aussi répondre aux mêmes critères d'inclusion et/ou d'exclusion que les cas.

Comme les cas, les témoins peuvent être de source hospitalière ou géographique. Les témoins peuvent aussi être les parents, conjoints ou amis des cas. Les témoins hospitaliers ont l'avantage d'être faciles à recruter, c'est-à-dire à faible coût et avec peu d'efforts. Avec les témoins hospitaliers, il y a de faibles taux de refus et les témoins sont conscients comme les cas de leurs expositions antérieures. Ceci diminue le risque de biais de mémoire. Les témoins hospitaliers présentent aussi des avantages parce qu'étant malades, ils diffèrent de la population générale et ont des caractéristiques associées au fait d'être hospitalisés. Les causes d'hospitalisation des témoins hospitaliers devraient être variées et sans relation connue avec l'exposition et la maladie étudiées. Les conséquences de ces désavantages sont la sous-estimation de la cigarette sur l'incidence du cancer de la vessie, car la fréquence de tabagisme est élevée parmi les témoins hospitaliers.

Les témoins géographiques ou de la population proviennent du même bassin de population. Ils sont en général de meilleure qualité que les témoins hospitaliers. Leur recrutement se fait en utilisant le « porte-à-porte » dans la région sélectionnée, en faisant des appels téléphoniques (les numéros étant choisis au hasard), ou en se servant des listes du recensement ou des listes électorales. Les difficultés à recruter les témoins géographiques existent surtout en rapport avec l'obtention des listes et le contact des sujets. De plus, les personnes en bonne santé manifestent peu d'intérêt à participer à l'étude. Enfin, la qualité de l'information fournie par les témoins en bonne santé est parfois de qualité discutable. On doit toujours se demander si les sujets qui acceptent de participer sont différents de la population générale pour les facteurs de risque étudiés.

Les conjoints, membres de la famille, voisins immédiats ou personnes habitant la même circonscription électorale que les cas peuvent être des témoins. Ils ont les avantages de participer volontiers, d'avoir de biais de mémoire moins importants et de permettre plus facilement de répondre aux exigences de l'étude concernant des facteurs comme l'environnement, le statut socio-économique, le groupe ethnique, etc. Ces témoins présentent toutefois l'énorme désavantage d'avoir plus de chance de partager certaines expositions (comme le régime alimentaire, la consommation d'eau contaminée, etc.) avec les cas.

Les modes de sélection des témoins peuvent être aléatoires ou systématiques (à partir d'une liste où, par exemple, on choisit tous les huitièmes sujets) et répondre à la contrainte temporelle (exemple, le témoin est choisi dans le mois suivant le recrutement du cas).

Tableau 8 : Comparaison entre les études de cohorte, les études cas-témoin et les études transversales (Olivier Degomme, 2010)

Types d'étude	Avantages	Inconvénients
Étude transversale (Cross-sectional study)	Coût faible Rapide	Pas de notion de temps Aucune idée de causalité
Étude cas-témoins (Case-control study)	Coût faible Rapide Échantillon de taille modérée	Pas d'incidence Biais de mémorisation/sélect. Pas de RR
Étude de cohorte (cohort study)	Peu de biais de mémorisation/sélection	Coût élevé Longue période de latence Problème d'éthique

C) Sources potentielles de cas et de témoins

Cas

- Communauté
- Clinique
- Hôpital
- Registre

Témoins

- Communauté
- Clinique
- Hôpital
- Voisinage

Amis

Membres de la famille

Autres groupes de référence disponible à l'extérieur de l'enquête

Exemples :

– Enquête sur l'épidémie de monkeypox :
Cas : Communauté ; témoins : membres de la famille ;
– Infection hospitalière à streptocoque :
Cas : Hôpital ; témoin : même hôpital ;
– Syndrome du choc toxique :
Cas : Hôpital ; témoins : amis ;
– Cancer ovarien :
Cas : Registre ; témoin : Communauté ;

– Angiosarcome du foie :
Cas : registre ; témoin : voisinage.

3.2.2 Les études analytiques d'intervention

3.2.2.1 Études expérimentales

A. Caractéristiques d'une étude expérimentale

Les études expérimentales sont les essais cliniques.
Une étude expérimentale à trois caractéristiques :

– Existence de 2 groupes ;

– Le chercheur organise l'exposition au facteur étudié (manipulation du facteur) ;

– Le chercheur organise l'allocation aléatoire de l'exposition, du facteur étudié, aux sujets qui sont ainsi répartis en deux groupes : le groupe expérimental et le groupe témoin. Cette procédure est appelée la « **randomisation** ».

Exemple

– Essai de laboratoire pour évaluer la réponse des individus à une situation, une stimulation, imposée par le protocole de recherche ;

– Comparaison d'un traitement et d'un placebo, comparaison de deux traitements ;

– Exposition des sujets à une intervention prévention, qui cherche à réduire le risque (Fluor et prévention de la carie dentaire, iode et prévention des troubles dus à la carence en iode, évaluation de l'efficacité d'un nouveau vaccin, évaluation de l'efficacité d'une procédure diagnostique, etc.)

Les essais cliniques sont la forme la plus courante d'essai. En règle générale, un essai comparatif randomisé (ECR) est conçu pour tester des méthodes de traitement ou d'intervention nouvelles ou déjà existantes pour des maladies particulières chez des personnes qui sont atteintes de ces maladies. En raison de leur conception, les essais cliniques permettent d'évaluer l'efficacité d'un traitement par rapport à un autre (en contrôlant les facteurs qui pourraient affecter l'association entre le traitement et l'effet attendu). Parmi les essais cliniques, on distingue les essais thérapeutiques et les essais de prévention.

Les essais thérapeutiques sont effectués auprès de groupes de patients souffrant d'une maladie particulière dans le but de déterminer l'efficacité d'un traitement à rendre les symptômes plus visibles, à prévenir une rechute et à réduire le taux de décès. Les essais de prévention sont effectués dans des populations de sujets sains à risque normal ou élevé de développer une maladie. Dans les deux cas, le principe est de maintenir constants, pour autant que possible, tous les facteurs sauf le traitement ou l'intervention.

Les essais cliniques peuvent poser des problèmes éthiques (si les connaissances sur le nouveau traitement ne sont pas trop avancées et s'il n'y a pas suffisamment de données sur les effets bénéfiques potentiels du traitement), de faisabilité et de coût. Les problèmes éthiques peuvent aussi se poser si les connaissances concernant les effets bénéfiques sont assez avancées. Il devient alors contraire à l'éthique de priver les patients du groupe témoin de cette intervention.

Lors des essais, on peut assister à la non-adhérence à cause d'effets secondaires (par exemple, l'augmentation du poids, l'apparition de nausées ou d'étourdissements, etc.), d'une hausse de la sévérité de la maladie ou de l'oubli de suivre le traitement.

CHAPITRE 5 :

Mesure de fréquence de la maladie

En épidémiologie, les deux mesures fondamentales de fréquence sont la prévalence et l'incidence. Ces concepts peuvent être abordés en considérant le schéma de l'histoire naturelle de la maladie.

Considérons une population donnée. À tout moment, chaque individu est caractérisé par un état de santé particulier qui permet théoriquement de le localiser dans une des « cases » ou « boîtes » utilisées pour représenter cet état (par exemple, état « non infecté », « infecté non malade », « malade contagieux », etc.).

1. La prévalence

La prévalence est une mesure de la fréquence de cet état, à un moment donné. C'est une mesure de la présence de la maladie ou, plus généralement, de la présence d'une caractéristique quelconque, dans la population. C'est le nombre de personnes affectées par un problème de santé pour une période donnée. Cette mesure est dite transversale car elle fournit une information sur la situation au moment de la mesure. Ici, on est déjà malade.

Dans cette population, au cours de tout intervalle de temps, un nombre variable d'individus passe d'un état à un autre (par exemple, un sujet susceptible est infecté, un infecté devient malade, etc.).

La prévalence est une proportion bien qu'on utilise souvent à tort l'expression « taux de prévalence ».

Le terme « prévalence » se réfère à une proportion qui varie de 0 à 1 et n'a pas d'unités. Toutefois, on exprime habituellement la prévalence en multipliant la proportion observée par une unité de taille (100, 1000, 100 000, etc. selon le cas). Cette manière de faire évite la manipulation des décimales et concrétise la valeur du rapport calculé.

Marmite de la prévalence

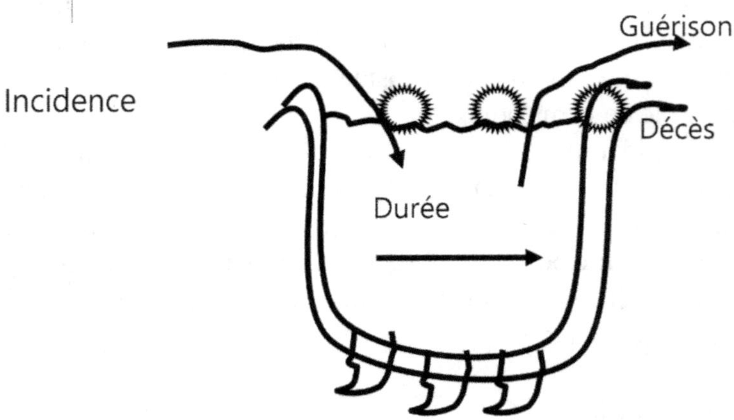

Le numérateur de cette proportion comprend tous les sujets qui présentent la caractéristique étudiée au moment de la mesure. La définition du numérateur requiert l'usage de critères précis et uniformes pour définir les cas et un contrôle rigoureux pour éviter des erreurs d'observation. Le dénominateur comprend tous les sujets qui forment la population étudiée, c'est-à-dire les malades et les non-malades. Comme pour le numérateur, la définition du dénominateur nécessite un dénombrement précis de la population à l'étude.

Il y a une relation entre la prévalence et l'incidence : Prévalence = Incidence × Durée

– Beaucoup de nouveaux cas (Incidence ↑) →durée de la maladie courte : la prévalence ↓

– Maladie chronique : →durée de la maladie longue : la prévalence ↑

1.1 Fonction de la prévalence

La prévalence a principalement deux fonctions : la fonction épidémiologique et la fonction opérationnelle. Dans sa fonction épidémiologique, la prévalence sert à mesurer la dimension des problèmes de santé à un moment donné (le nombre de personnes affectées par le problème de santé), et à comparer des fréquences de maladie dans les groupes différents, en fonction du lieu ou du temps. Dans son aspect opérationnel, la prévalence est surtout utilisée en planification sanitaire, car elle constitue un bon estimateur des besoins et services de santé.

1.2 Types de prévalence

On distingue deux de prévalence : la prévalence instantanée (PI) et la prévalence de période (PP).

1.2.1 La prévalence instantanée (PI)

La prévalence instantanée est le nombre de personnes atteintes d'une maladie ou présentant un attribut à un moment précis dans le temps divisé par la population totale à ce moment.

$$\text{PI} = \frac{\text{Tous les cas actuels d'une maladie à un moment donné}}{\text{Total de la population étudiée à ce moment}}$$

Exemple : le 18/05/2018, 200 000 étudiants sur le site universitaire, l'enquête identifie 250 étudiants atteints du paludisme à 12 h 30.

$$\text{PI} = \frac{250}{20\,000} = 13 \textit{ pour mille}$$

Cette prévalence pourra changer dans les heures qui suivent.

1.2.2 La prévalence de période (PP)

La prévalence de période est une notion hybride qui mélange les notions de prévalence et d'incidence. En effet, le numérateur est égal à la somme des cas prévalant au temps 0 et des nouveaux cas incidents au cours de la période allant du temps 0 au temps 1. Elle est égale au nombre de personnes qui ont été atteintes d'une maladie ou ont présenté un attribut à un moment quelconque au cours d'une période précise d'observation divisé par la taille de la population au début de ladite période d'observation.

$$\text{PP} = \frac{\text{Tout les cas d'une maladie au cours d'une période précise}}{\text{Total de la population au début de ladite période}}$$

Le numérateur est égal à la somme des cas prévalant au temps 0 et des nouveaux cas incidents au cours de la période allant du temps 0 au temps 1. Le dénominateur est égal à la population au temps 0, si cette population est stable, ou au nombre de sujets observés pendant la période, si la population est instable.

Exemple : au 1er janvier, 10 000 personnes et 31 décembre 12 000 personnes, une période de 12 mois. Pendant la période, il y a eu 150 cas de maladies.

$$\text{PP} = \frac{150}{10\,000} = 15\ \textit{pour mille}$$

2. L'incidence

L'incidence est une mesure de la fréquence de l'événement « devenir malade » au cours d'une période de temps déterminée. L'incidence mesure le nombre de nouveaux cas de maladie ou d'un événement particulier dans la population soumise au risque pendant une période de temps connue. C'est une mesure de nouveaux cas de maladie.

2.1 Types d'incidence

Il y a deux types de mesures d'incidence : l'incidence cumulée et le taux d'incidence.

2.1.1 L'incidence cumulée (IC) ou proportion d'incidence (pour une cohorte fermée)

L'incidence cumulée mesure le nombre de personnes qui deviennent malades (ou subissent un événement de santé) au cours de la période d'observation dans une population à risque. Le calcul de l'incidence cumulée suppose deux conditions : tous les sujets à risque sont exempts de la maladie étudiée au début de la période de suivi (sinon, la mesure revient au calcul de la prévalence de période) et tous les sujets à risque au début de la période de suivi sont effectivement suivis jusqu'au bout, c'est-à-dire que les retraits observés au cours de la période de suivi ont été occasionnés par la maladie ou l'événement étudié. Si cette condition n'est pas remplie, on risque de sous-estimer l'incidence cumulée puisque des cas incidents vont échapper à l'enregistrement. C'est la probabilité de devenir malade lorsqu'on est exposé. C'est une probabilité conditionnelle (A→B : exposé → malade).

L'incidence cumulée se calcule en divisant le « nombre de nouveaux cas d'une maladie au cours d'une période de temps donnée par la population totale soumise au risque ».

$$IC = \frac{\text{Nombre nouveaux cas d'une maladie au cours d'une période de temps donnée}}{\text{population totale soumise au risque}}$$

Population soumise au risque : c'est la population au début de la période c'est-à-dire pendant la constitution de la cohorte.

L'incidence cumulée est exprimée sans unité particulière, en pour 100, pour 1 000, etc. Cependant, l'incidence cumulée est impossible à interpréter sans information précise sur la durée de la période d'observation. Une incidence cumulée de décès égale à 3 % peut être jugée petite si la période d'observation est de 20 ans, alors qu'elle sera jugée importante si la période d'observation est au-delà de 20 ans.

L'incidence cumulée est l'estimation de la probabilité ou du risque, pour un individu, de développer une maladie au cours d'une période de temps donnée. En effet, l'incidence cumulée mesure une probabilité conditionnelle qu'un événement se produise. Une probabilité conditionnelle mesure la probabilité qu'un événement survienne quand un autre s'est déjà réalisé.

L'incidence cumulée est un indicateur qui a une fonction épidémiologique. Comme il s'agit d'une mesure directe du risque individuel au cours d'une période d'observation de durée connue, elle est utile pour déterminer un pronostic. Elle se prête particulièrement bien à l'analyse de « survie », c'est-à-dire au calcul des probabilités de « survenue » ou de « non-survenue » d'un événement quelconque dichotomique : décès et survie, maladie et non-maladie, guérison et non-guérison, etc.

L'incidence cumulée a aussi une fonction opérationnelle. Elle permet de comparer l'efficacité de procédures ou de programmes mis en œuvre en vue d'assurer le contrôle de l'événement étudié. Si cette efficacité est réelle, le risque de survenue des événements incidents diminue.

2.2.2 Le taux d'incidence (TI) : (pour une cohorte ouverte)

Le taux d'incidence mesure la vitesse de propagation d'une maladie dans une population à risque. Il est indiqué pour la population ouverte, celle dans laquelle les entrées (naissances et immigrations) et les sorties (décès et émigrations) sont observées. Le taux d'incidence est égal au nombre de personnes qui deviennent des nouveaux cas de la maladie divisé par le nombre de personnes-temps à risque.

$$TI = \frac{\text{Nombre de nouveaux cas}}{\text{personnes − temps à risque}}$$

Personne-temps à risque : c'est le temps vécu par chaque individu dans la cohorte. On parle de semaine-personne, mois-personne, année-personne.

Exemple 1 : un individu à risque de maladie, en observation depuis le 1er juillet est demeuré à risque jusqu'au 31 décembre de la même année, a cumulé six mois ou 184 jours de risque. Cette personne compte pour 184 personnes-jours à risque.

Figure 4.2 Exemple de calcul du taux d'incidence (TI)

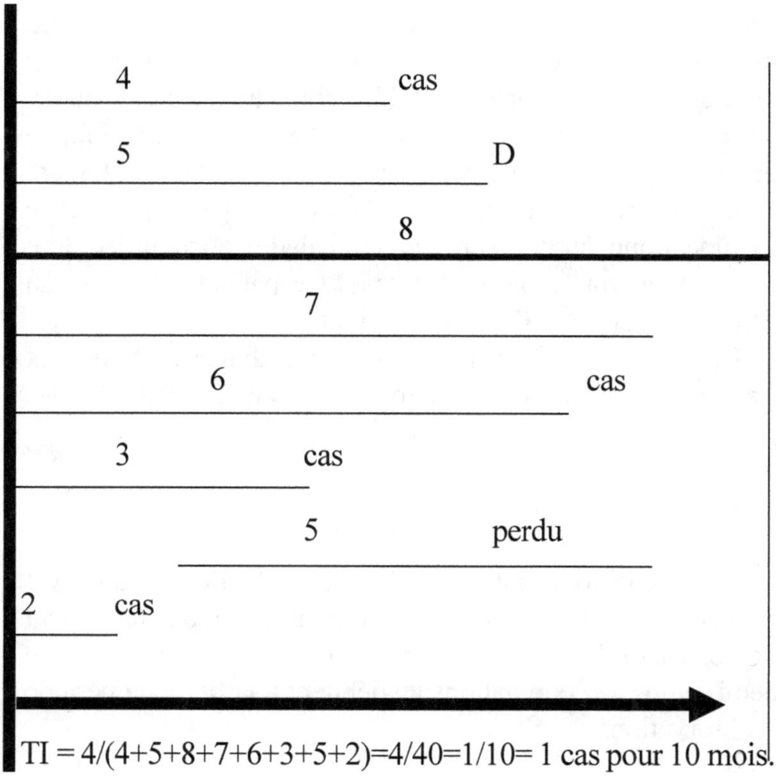

Personnes d'observation.

Le numérateur est le même que celui qui sert à calculer l'incidence cumulée. C'est le nombre de personnes qui passent de l'état de non-cas à celui de cas ou, plus exactement, de l'état de sujet n'ayant pas présenté l'événement attendu à celui de sujet ayant présenté cet événement. Le dénominateur du taux d'incidence s'exprime en unités complexes : des personnes-temps (PT) à risque. Ce concept mesure à la fois le nombre de personnes exposées et, pour chacune d'elles, le temps pendant lequel elle est exposée au cours de la période d'observation.

Exemple :

Un individu à risque de maladie, en observation depuis le 1er janvier, est demeuré à risque jusqu'à 31 décembre de la même année, a cumulé douze mois ou 365 jours de risque. Il compte au dénominateur pour 365 personnes-jours. Un autre individu, lui aussi en observation depuis le 1er juillet, est tombé malade le 1er octobre et, bien entendu, une fois malade, il n'est plus à risque (sauf s'il s'agit d'un événement bénin de durée négligeable, comme un rhume ou une blessure superficielle). La période d'exposition au risque de ce sujet se termine donc au moment où la maladie apparait et dure exactement trois mois ou 92 jours. Ce patient intervient au dénominateur pour 92 personnes-jours.

Le calcul exact des personnes-temps se fait en additionnant les durées exactes d'exposition au risque de chacune des personnes observées.

$$PT = \sum (ni + dti)$$

Comme la contribution de chaque sujet à l'observation est souvent difficile à préciser, on peut en faire un calcul approximatif de personnes-temps qui se fait en multipliant le demi-temps des populations au début et à la fin de la période d'observation.

PT = [(No + Nt) /2] x dt

Le calcul exact des personnes-temps se fait en additionnant les durées exactes d'exposition au risque de chacune des personnes observées.

Un exemple d'exercice :

Sur une période de dix années, on a enregistré chez le personnel d'une usine 350 cas de blessures consécutives à des accidents de travail. Le nombre d'employés de l'usine était de 320 au début de la période d'enregistrement des blessures et de 480 à la fin de cette période.

Quelle mesure de fréquence peut-on calculer ici? Effectuez le calcul.

Solution :

La population étant ouverte (320 personnes au début de l'étude et 480 à la fin), on doit donc **calculer le taux d'incidence.**

a) On calcule d'abord une population moyenne : (480 + 320) /2 = 800/2 = 400 personnes ;

b) On calcule le total de personnes-temps : 400 personnes x 10 = 4 000 personnes-années ;

c) On calcule le taux d'incidence : 350 (nombre de nouveaux cas) /4 000 = 0,09 cas/personnes-année. (Les blessures consécutives à des accidents de travail surviennent à une vitesse (ou rythme) de 0,09 cas par personnes-année pendant les 10 années de l'étude).

Le taux d'incidence a une **fonction épidémiologique.** Il ne s'agit pas d'un estimateur direct du risque individuel car chaque durée individuelle du suivi n'est qu'une fraction du temps total d'exposition au risque pour un individu donné. Le taux d'incidence fournit plutôt une information sur le risque à court terme pour un intervalle de temps qui tend vers zéro, c'est-à-dire une information sur la transmission, la dynamique de la maladie. Cette information permet de caractériser un groupe de personnes et est particulièrement utile en matière de recherche étiologique.

Le taux d'incidence a la **fonction opérationnelle** que l'incidence cumulée. Il permet de comparer l'efficacité de certaines procédures ou de certains programmes mis en œuvre en vue d'assurer le contrôle de l'événement étudié.

3. Mesures de mortalité

Le décès étant un événement individuel irréversible, toutes les mesures de la mortalité sont des variantes de la mesure de l'incidence. Leur importance justifie cependant qu'on les envisage plus en détail.

Les principales mesures de mortalité sont des deux mêmes types que les mesures de l'incidence : la mesure de la létalité et les mesures du taux de mortalité. À ces deux mesures de la mortalité, il faut ajouter un ensemble d'indices qui sont utilisés pour la surveillance des problèmes de la maternité et de la petite enfance.

3.1 La létalité

La létalité est une forme particulière d'incidence cumulée qui mesure le nombre de personnes qui meurent d'une maladie dans la population des personnes devenues malades. La létalité peut être calculée toutes causes confondues ou de façon spécifique (létalité par cause). La létalité mesure la probabilité conditionnelle de mourir quand on devient malade :

Létalité = Pro (décès/M+) ou

$$= \frac{\text{Nombre de décès attribuable à une maladie donnée durant une période}}{\text{Nombre de personnes souffrant de cette maladie durant la même période}}$$

La létalité est une proportion, mais l'usage courant autorise l'emploi du terme « taux » de létalité.

La létalité est un indicateur utilisé pour déterminer le risque individuel de décès et procéder à des analyses de survie. Cet indicateur permet de formuler un pronostic, ce qui est particulièrement utile lorsque l'on compare deux traitements différents dont l'objet est de prolonger la survie.

3.2 Le taux de mortalité

Le taux brut de mortalité prend en compte tous les décès survenus dans la population sans faire de distinction entre des groupes de sujets. Comme tel, c'est une mesure peu utile car elle est fortement influencée par la structure d'âge de la population.

Mortalité globale

$$x = \frac{\text{Nombre de décès total pendant une période}}{\text{Population étudiée pendant la période}}$$

Le taux de mortalité spécifique tient compte des différences entre groupes de sujets. On peut calculer un taux spécifique par maladie, par âge, par sexe, pour une autre caractéristique jugée importante ou n'importe quelle combinaison de ces facteurs. Ce sont les taux spécifiques qui permettent de procéder à des comparaisons.

Mortalité spécifique

Pour une cause donnée

$$= \frac{\text{Nombre de décès dû à cette cause pendant une période}}{\text{Population étudiée pendant la période}}$$

Mortalité spécifique pour une classe d'âge donnée

$$= \frac{\text{Nombre de décès dans cette classe d'âge pendant une période}}{\text{Population totale étudiée pendant la période}}$$

Le taux de mortalité proportionnel représente la part de décès dû à une cause donnée sur l'ensemble de tous les décès observés pendant une période donnée.

$$\text{Mortalité proportionnelle liée à une cause donnée} = \frac{\text{Nombre de décès dû à cette cause pendant une période}}{\text{Totalité de décès pendant la période}}$$

Âge et mortalité

L'âge influence la mortalité de beaucoup. Avant de comparer la mortalité de 2 groupes, il faut d'abord tenir compte de la composition de la population dans les deux groupes. Cela est important parce que le groupe où prédominent les jeunes peut avoir un taux de mortalité général plus faible que le groupe où prédominent les personnes du 3e âge. L'âge peut ainsi constituer un 3e facteur communément appelé en épidémiologie facteur de confusion. C'est pourquoi l'ajustement des taux en fonction de la composition de la population est indispensable.

Mortalité spécifique par âge et standardisation

Il est souvent recommandé de calculer le taux de mortalité pour chaque tranche d'âge afin de permettre l'ajustement. L'ajustement du taux de mortalité spécifique par âge se calcule de la façon suivante :

Mortalité spécifique par âge x proportion de la population par groupe d'âge.

Exemple : supposer que nous voulons comparer les taux de mortalité des 2 communautés, communauté A et communauté B.

La population de la communauté A se compose de 50 % de jeunes et 50 % de vieux. Les taux de mortalité spécifique étant respectivement de 4/1 000 et de 16/1 000. La population de la communauté B se compose de 67 % de jeunes et 33 % de vieux avec des taux de mortalité spécifique de 5/1 000 et de

20/1 000 respectivement. Ainsi, le taux de mortalité général dans la communauté A sera de (4 x 0.5) + (16 x 0.5) = 10/1 000 et dans la communauté B de (5 x 0.67) + (20 x 0.33) = 10/1 000.

En regardant ces taux, on a l'impression que les 2 communautés ont les taux de mortalité généraux similaires. Cette impression est erronée et nous allons le voir après que nous ayons tenu compte du facteur âge.

L'ajustement des taux de mortalité pour les 2 communautés nous donne deux taux suivants :

N.B. : nous allons ajuster le taux de mortalité en utilisant la communauté B comme référence, ainsi, nous allons multiplier les taux de mortalité spécifique des 2 communautés A et B par les fractions de la composition de la population de la communauté B.

A : (4) (0.67) + (16) (0.33) = 8,9 pour 1 000

B : (5) (0.67) + (20) (0.33) = 10 pour 1 000

Ainsi, les 2 communautés après ajustement ont des taux de mortalité différents. Nous avons ainsi enlevé l'effet de la composition par tranche d'âge, ce qui nous permet de faire des comparaisons valides.

Tableau 9 : Exercice : on dispose des données suivantes concernant le paludisme pour deux régions sur une période d'une année.

	Région 1	Région 2
Population	125 254	15 987
Cas nouveaux de paludisme	4 569	1 749
Nombre total de décès	2 453	556
Nombre de décès dû au palu. Pour les hommes	650	520
Cas total de paludisme	4 800	4 750
Nombre de décès dû au palu	569	217

Calculer pour chaque année et pour chaque région :

1) L'incidence du paludisme pour 1 000 habitants

$$= \frac{4\,569}{125\,254} \text{x}\, 1\,000 = 36$$

2) La prévalence du paludisme pour 1 000 habitants

$$= \frac{4\,800}{125\,254} \text{ x}\, 1\,000 = 38$$

3) La mortalité brute pour 1 000 habitants

$$= \frac{2\,453}{125\,254} \times 1\,000 = 19{,}5$$

4) La mortalité spécifique pour 1 000 habitants

$$= \frac{650}{125\,254} \times 1\,000 = 5$$

Pour les hommes

5) Le taux de mortalité proportionnel dû au paludisme pour 1 000 habitants

$$= \frac{569}{2\,453} \times 1\,000 = 232$$

6) La létalité du paludisme pour 1 000 habitants

$$= \frac{569}{4\,800} \times 1\,000 = 118 \sim 119$$

CHAPITRE 6 :

Mesures d'association en épidémiologie

1. Introduction

Les mesures d'association sont utiles quand on cherche à évaluer la force de la relation entre deux ou plusieurs variables (l'exposition et les problèmes de santé étudiés). Les mesures d'association propres à l'épidémiologie et les plus fréquemment utilisées sont le risque relatif (RR), le risque attribuable (RA) et le rapport des cotes (RC) qui, dans certaines circonstances, est une approximation du risque relatif. Le RA est aussi appelé mesure d'impact parce qu'il vise à quantifier l'effet d'un facteur particulier sur la fréquence de la maladie. Si l'effet est négatif, on mesure la fraction étiologique du risque, si l'effet est positif, on mesure la fraction prévenue (ou évitable).

Le risque relatif (RR) et le risque attribuable (RA) sont les deux mesures d'association entre un facteur d'exposition (E) et une issue qui sont fréquemment calculées en épidémiologie.

Le risque relatif (RR) ou (ratio de risque ou rapport de risque) : c'est le rapport entre l'incidence (risque) chez les exposés et l'incidence (risque) chez les non-exposés.

Le risque attribuable (différence des risques) : c'est la différence entre le risque (incidence) chez les exposés et le risque (incidence) chez les non-exposés. C'est la part du risque réellement attribuable à l'exposition concernée.

Pour faciliter les calculs des mesures d'association, les chercheurs présentent souvent les données épidémiologiques dans un tableau deux par deux qu'on appelle aussi tableau de contingence. Ce tableau contient quatre cellules (a, b, c et d). Chacune de ces cellules représente le nombre d'individus correspondant à une combinaison d'exposition et d'état morbide.

– a = E+ D+, les sujets exposés devenus malades ;

– b = E+ D-, les sujets exposés restés indemnes ;

c = E- D+, les sujets non exposés devenus malades ;

– d = E- D-, les sujets non exposés restés indemnes.

Les différents totaux de ces cellules sont (en nombre de sujets, s'il s'agit d'incidence cumulative, et en personnes-temps à risque, s'il s'agit de totaux d'incidence) :

- (a+b) = le total des exposés ;

– (c+d) = le total des non-exposés ;

– (a+c) = le total des cas incidents ou des sujets atteints de la maladie ;

– (b+d) = le total des sujets restés indemnes de la maladie étudiée ;

– (a+b+c+d) = le total des sujets ou des personnes-temps à l'étude.

Tableau 10 : Présentation d'un tableau deux par deux

Exposition	**Maladie**		
	Oui	Non	Total
Oui	A	B	a+b
Non	C	D	c+d
Total	a+c	b+d	a+b+c+d

Pour illustrer la constitution d'un tableau deux par deux, le tableau suivant reprend les données (fictives) d'une étude de cohorte sur l'association entre la dépression et le développement postérieur de la démence chez les jeunes adultes. Après le suivi des 15 200 patients âgés de 18 à 20 ans, cette étude a révélé 630 cas de dépression, dont 23 ont postérieurement développé une démence. L'étude a aussi révélé 79 cas de démence chez les 14 570 patients n'ayant jamais connu de dépression. Sur la foi de ces données, il serait possible de constituer le tableau comme ceci :

Tableau 11 : Présentation des données d'une étude de cohorte sur l'association entre la dépression et le développement postérieur de la démence chez les jeunes adultes

Dépression	Démence		**Total**
	Oui	Non	
Oui	23	607	630
Non	79	14 491	14 570
Total	102	15 098	15 200

2. Le risque relatif

Le risque relatif (RR) est le rapport de l'incidence de la maladie chez les sujets exposés à celle chez les sujets non exposés. Il répond à la question : combien de fois les sujets exposés ont-ils plus de chance que les sujets non exposés de contracter la maladie ?

– *L'incidence (Risque) parmi les exposés = Re+ = a/(a+b)*

– *L'incidence (Risque) parmi les non-exposés = Re- = c/(c+d)*

RR = (a/a+b)/(c/c+d)

Par exemple, dans l'étude sur l'association entre la dépression et le développement postérieur de la démence chez les jeunes adultes, le RR se calcule de la manière suivante :

RR = (23/630)/(79/14 570)

= 0,036/0,005

= 7,20

Si le RR = 1 : le numérateur est égal au dénominateur, et l'incidence de la maladie chez les exposés équivaut à l'incidence de la maladie chez les non-exposés. Dans ce cas, les risques sont les mêmes dans les deux groupes.

Si le RR > 1 : cela témoigne une association positive entre le facteur de risque et la maladie (le numérateur est supérieur au dénominateur), ce qui signifie qu'il y a un risque plus élevé chez les sujets exposés que chez les sujets non exposés au facteur de risque concerné.

Ainsi, le RR calculé ci-dessus indique un risque 7 fois plus élevé chez les jeunes adultes ayant fait une dépression que chez ceux qui n'ont jamais connu de dépression.

Si le RR < 1 : il y a une association négative entre le facteur de risque et la maladie (le numérateur est inférieur au dénominateur), donc une diminution de risque chez les sujets exposés par rapport au risque chez les sujets non exposés. Dans ce cas de figure, l'exposition peut avoir un effet de protection vis-à-vis de la maladie.

3. Le risque attribuable (RA)

(Différence de risque) : c'est la différence entre le risque (incidence) chez les exposés et le risque (incidence) chez les non-exposés. C'est la part du risque réellement attribuable à l'exposition concernée.

Le RA donne la dimension du problème de santé publique posé par un facteur de risque, et fournit une estimation du gain de santé publique espéré en cas de suppression de ce facteur de risque. Le RA peut donc être une mesure utile de l'impact d'une exposition déterminée sur la santé publique.

RA = (a/a+b) – (c/c+d)

En revenant à notre exemple de l'étude sur l'association entre dépression et développement postérieure de la démence chez les jeunes adultes, on calculera le RA comme suit :

RA = (23/630) – (79/14 570)
= 0,036 – 0,005
= 0,031

Ainsi, les cas de démence attribuables à la dépression sont de 31 pour 1 000 habitants

Le RA suppose donc qu'il y a une relation de cause à effet entre exposition et maladie. Le RA est égal à 0 en cas d'absence d'association entre l'exposition et le problème de santé. S'il existe une association causale entre exposition et problème de santé, le RA est supérieur à 0.

Pour estimer la proportion de cas de maladie imputable à l'exposition chez les sujets exposés ou la proportion de ceux qui pourraient être évités en éliminant l'exposition, on exprime souvent le RA comme un pourcentage (RA %). Le pourcentage de risque attribuable, ou pourcentage attribuable, ou fraction écologique, se calcule en multipliant par 100 le résultat du rapport entre le risque attribuable par l'incidence de la maladie chez les sujets exposés.

RA % = (RA/Ie) x 100

Avec notre exemple sur l'étude de l'association entre la dépression et la démence, on aura :

RA % = 0,031/(23/630) x 100
= 0,8491 x 100
= 84,91 %

Comme quoi, près de 85 % des cas de démence survenant dans cette cohorte sont imputables à la dépression. En prévenant la dépression dans cette cohorte, on pourrait donc éviter 85 % des cas de démence.

Tableau 12 : Types d'études, mesures de fréquence et mesures d'association

Types d'étude	Mesures de fréquence	Mesures d'association
Étude transversale (cross-sectional study)	Prévalence chez les exposés Prévalence chez les non-exposés	Rapport de prévalence (RP) = Risque relatif (RR)
Étude cas-témoins (case-control study)	% d'exposition chez les cas % d'exposition chez les témoins	Odds Radio (OR) = Risque relatif (RR) (faible prévalence)
Étude de cohorte (cohort study)	Incidence chez les exposés Incidence chez les non-exposés	Risque relatif (RR)

CHAPITRE 7.

Investigation des épidémies et surveillance épidémiologique

1. Investigation des épidémies

Il s'agit de méthodes épidémiologiques de contrôle, d'éradication et de surveillance des épidémies.

L'évolution dans le temps et dans l'espace d'une maladie dans une communauté donnée est fonction d'un sensible jeu d'équilibre entre une multitude de facteurs qui facilitent ou empêchent sa propagation. Parmi ces facteurs, il faut citer les variations de composition de la population d'après les différents caractères des personnes, la variation des conditions de l'environnement et le changement des propriétés de l'agent pathogène.

La maîtrise épidémiologique de chaque processus à caractère contagieux se fait de plusieurs façons dont les principales sont : le contrôle, l'éradication et la surveillance épidémiologique.

1.1 Conditions pour qu'une épidémie se développe

Les épidémies ne sont pas le fait du hasard : elles sont liées à un contexte écologique, caractérisé par le déséquilibre, à un moment donné, entre l'agent de la maladie et l'hôte, en présence d'un mode de transmission adéquat.

Les facteurs nécessaires au développement et à la persistance d'une épidémie sont :

– La présence d'un agent pathogène en quantité suffisante (réservoir) ;

– Un nombre suffisant de personnes à la fois réceptives et exposées à cet agent ;

– L'existence d'un mode de transmission approprié entre cet agent et les personnes réceptives, rendant leur contamination possible. L'environnement doit être propice à ce mode de transmission.

1.2 Mode de transmission de l'agent causal

1. Principaux modes de transmission de l'agent causal

Il existe deux modes principaux de transmission de l'agent causal :

a) La transmission croisée, de personne à personne :

– Soit directement, comme la transmission interhumaine de la tuberculose par voie aérienne : Elle se fait par inhalation de gouttelette de sécrétions bronchiques émises par le malade tuberculeux lorsqu'il tousse ;

– Soit par un intermédiaire (vecteur) comme les mains, ou un matériel contaminé (par exemple, transmission du VIH entre toxicomanes par des aiguilles contaminées), ou encore un insecte (le paludisme est transmis de malade à malade par l'intermédiaire des moustiques qui aspirent puis réinjectent du sang contaminé par le parasite du paludisme).

b) La transmission à partir d'un réservoir commun

Par exemple : consommation de denrées alimentaires ou d'une eau contaminée responsable de gastro-entérites.

Le contrôle d'une épidémie nécessite de comprendre les facteurs liés au micro-organisme, à l'hôte et l'environnement qui ont permis un niveau de transmission suffisant pour provoquer l'épidémie.

2. Importance de la connaissance du mode de transmission de l'agent causal

La connaissance du mode de transmission de l'agent causal est nécessaire car l'interruption de l'épidémie nécessite de rompre cette chaîne en un point au moins :

• *Soit éliminer le réservoir de l'agent pathogène :*

– Destruction de denrées alimentaires contaminées par une bactérie ;

– Désinfection de l'eau destinée à la consommation ;

– Assainissement et hygiène du milieu dans le cas de maladies à transmission hydrique ou alimentaire ;

– Éviction scolaire pour les maladies contagieuses infantiles ;

– Traitement des malades infectés susceptibles de constituer un réservoir pour de nouveaux cas, etc.

• *Soit diminuer la susceptibilité de l'hôte :*

– Traitement prophylactique ;

– Vaccination ;

– Immunothérapie par gammaglobulines pour rougeole, la rubéole, la méningite à méningocoque, etc.

• *Soit bloquer le processus de transmission, par exemple :*

– Respect des mesures d'hygiène élémentaires (lavage des mains) ;

– Respect de la chaine du froid ;

– Isolement des cas ;

– Lutte contre les moustiques, etc.

Ces différentes possibilités ne sont pas exclusives les unes des autres.

1.3 Investigation d'une épidémie

Pour investiguer une épidémie, il faudra suivre les étapes suivantes :

1°) Établir l'existence de l'épidémie et définir la maladie, prendre les premières mesures pratiques :

– Définition de cas ;

– Plusieurs cas semblables ;

– Confirmation par le laboratoire ;

– Appliquer les premières mesures pour contrôler la transmission et prendre en charge les cas.

2°) Confirmer l'épidémie

– Identifier tous les cas ;

– Augmentation de nombre de cas par rapport à la situation habituelle ;

– Nombre élevé des observés par rapport au nombre de cas attendus.

3°) Caractériser les cas

– Représenter la répartition des cas sur le plan spatial (cartographie) et temporel ;

– Il s'agit donc de trouver des réponses aux questions suivantes : où ? quand ? qui ?

– Identifier les populations à risque, c'est-à-dire répondre à la question de savoir quelles sont les caractéristiques des personnes.

4°) Construire la courbe épidémique

La courbe épidémique décrit la survenue des cas d'un épisode épidémique en fonction du temps. Elle est représentée par un histogramme ou une courbe tracée en reportant en abscisses (axe des x) des périodes ou intervalles de temps, et en ordonnées (axe des y) le nombre de cas survenus pendant chaque période de temps. Le choix de l'unité de temps dépend de la durée de l'incubation de la maladie. Afin d'obtenir une courbe épidémique ni trop étalée, ni trop ramassée, on choisit une unité de temps à peu près égale au quart de la durée de l'incubation de la maladie lorsque celle-ci est connue.

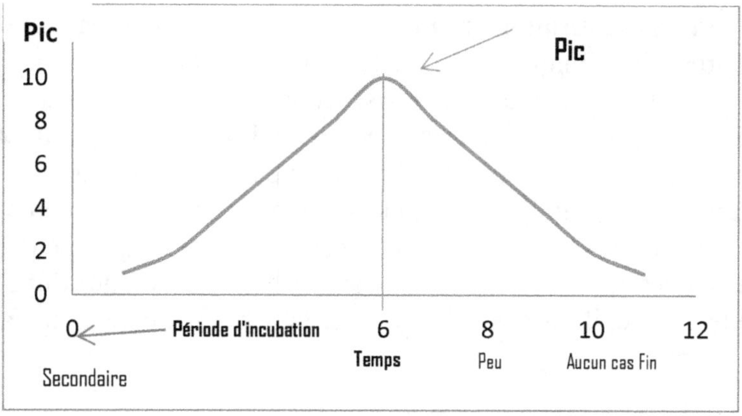

Si la maladie en cause n'est pas connue, la durée moyenne de la période d'incubation de cette maladie peut être déterminée à l'aide de la courbe épidémique. Cette période correspond à la période allant du premier cas (cas index) au pic de la courbe épidémique.

a) Description de la courbe épidémique

On examine systématiquement :

- La date ou l'heure de début de l'épidémie : d_{mi}
- La date ou l'heure de fin de l'épidémie : d_{fin}
- Le nombre de cas
- La durée totale de l'épidémie
- La présence d'un ou de plusieurs pics
- La date du pic (ou des pics) : d_{pic}
- L'existence des cas aberrants
- Le profil général de la courbe

b) Interprétation de la courbe épidémique

L'interprétation de la courbe pourrait permettre de développer des hypothèses sur la nature de l'agent causal de l'épisode épidémique, sa source et son mode de transmission.

L'allure d'une courbe épidémique peut renseigner sur la nature de la source.

Source commune ponctuelle : elle se traduit par une courbe épidémique unimodale (un seul pic) avec une ascension rapide et une décroissance légèrement étalée sur la droite. Ici, il y a un regroupement serré des cas car il y a une contamination de nombreux individus par la même source et au même moment. Par exemple, contamination par un même aliment ou une même boisson consommée par un groupe de personnes au cours d'une exposition brève. À l'aide d'une telle courbe, il est possible de situer la période d'exposition à la source.

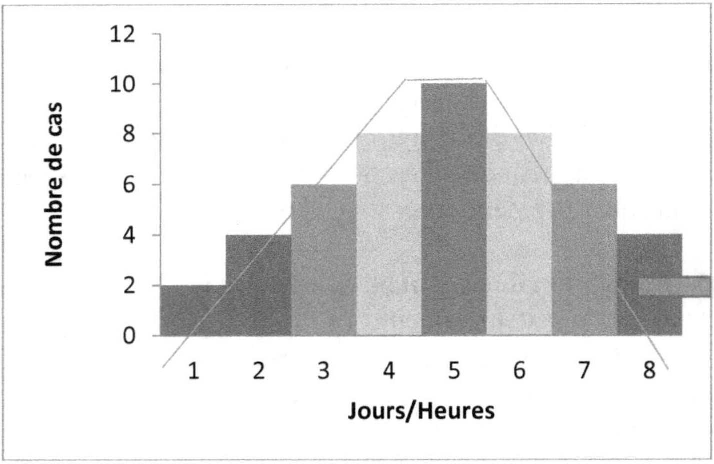

Exemple : Contamination à partir d'un repas ou d'une boisson

Source persistante : une courbe avec une ascension rapide suivie d'un plateau s'observe quand la source de l'épidémie est persistante dans la communauté.

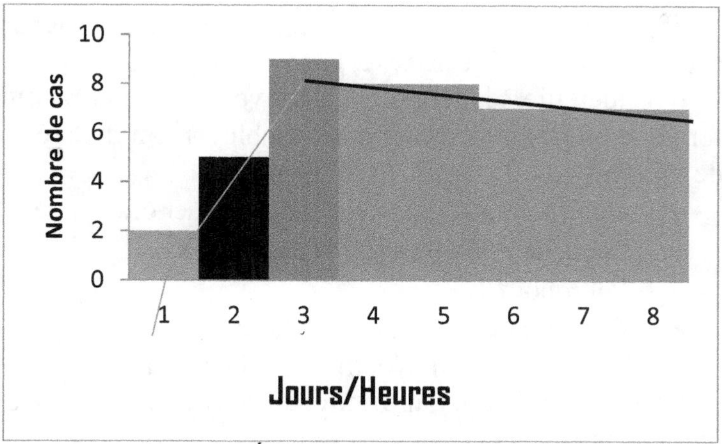

Exemple : Épidémie de choléra à Goma

Transmission interhumaine ou de personne en personne : elle se traduit par une courbe révélant une ascension douce initiale puis plusieurs vagues d'amplitude croissante qui traduisent les contaminations de proche en proche des groupes d'individus et une décroissance lente.

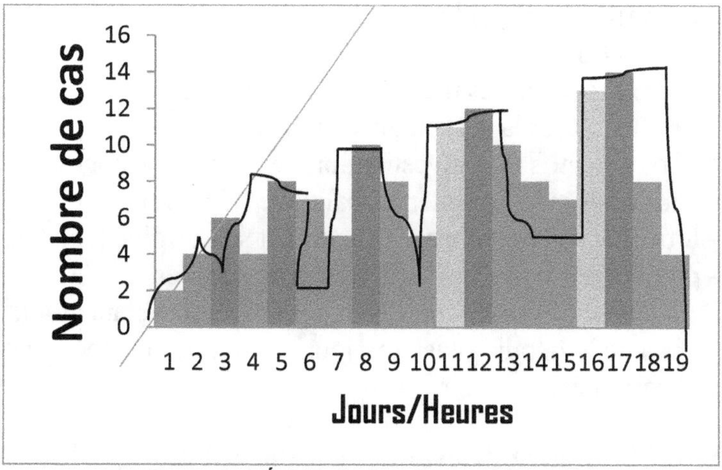

Exemple : Épidémie de grippe aviaire

5°) Calculer les taux d'attaque pour les différentes catégories selon l'âge, le sexe, la profession, etc.

6°) Identifier la source et la voie de transmission : formulation des hypothèses après établissement de la chaîne de transmission.

- Quelles hypothèses peuvent expliquer ces données ?
- Laquelle est la plus probable ?
- Pourquoi ?
- Comment tester cette hypothèse ?

7°) Tester cette (ces) hypothèse(s) si nécessaire.

8°) Réaliser si nécessaire une enquête environnementale ou biologique.

9°) Identifier et appliquer les mesures de contrôle appropriées

- Mesures préventives
- Traitement des personnes infectées
- Diffuser l'information sur l'épidémie à l'intention de la population et du personnel soignant.

10°) Rédiger l'analyse complète et élaborer un rapport d'investigation d'épidémie.

11°) Diffuser ces résultats.

12°) Proposer des mesures de prévention.

13°) Assurer la surveillance épidémiologique.

Les objectifs de l'investigation de l'épidémie sont de :

– confirmer ou d'infirmer la réalité de l'épidémie ;
– formuler des hypothèses concernant son origine (cause) ;
– prendre des mesures curatives et préventives.

L'enquête est rétrospective, l'épidémie étant toujours commencée depuis plusieurs jours, semaines ou mois, voire déjà terminée.

1.4 Comment déterminer s'il s'agit d'une épidémie ou non ?

1. Identifier le niveau de transmission qui représente un seuil d'alarme pour initier une investigation.

1.1 Établir les critères pour l'initiation d'une investigation.

1.2 Appliquer les critères pour l'initiation d'une investigation.

2. Vérifier ou établir le diagnostic pour tous les cas connus ou suspects.

2.1 Établir la (les) définition(s) du cas (cas confirmé, cas probable, cas suspect).

2.2 Confirmer pour tous les cas :

- Que les examens cliniques ont été faits,
- Que l'agent étiologique a été identifié ou non,
- Que les tests appropriés de diagnostic ont été appliqués ou sont en cours,
- Que les critères de définition du cas ont été satisfaits.

3. Compter les cas (compte préliminaire).

3.1 Définir l'information nécessaire et la source de cette information

3.2 Obtenir l'information.

4. Définir les groupes à risque.

4.1. Déterminer la distribution des cas en termes de temps, de lieu et de personne.

4.2. Identifier la population de provenance des cas.

4.3. Calculer les taux d'incidence (taux attaque).

5. Déterminer si l'incidence actuelle représente une épidémie ou une autre situation nécessitant une investigation.

1.5 Comment caractériser l'épidémie ?

1. Déterminer l'information nécessaire pour caractériser l'épidémie en termes de temps, de lieu et de personne (avec ou sans diagnostic de certitude).

- Sélectionner les paramètres de personne (âge, sexe, profession, etc.),
- Sélectionner les paramètres de lieu (habitation, école, lieu de travail, etc.),

- Déterminer le temps de début de la maladie pour tous les cas,
- Établir une courbe épidémique,
- Obtenir (ou développer) le formulaire d'investigation des cas.

2. Obtenir l'information.

2.1. Intensifier le système de notification (si nécessaire) ou insister de nouvelles mesures pour instaurer de nouvelles mesures pour l'identification et la notification des cas.

2.2 Mener des interviews auprès des cliniciens, des cas et des contacts.

3. Organiser les données.

3.1 Identifier les critères pour regrouper les données d'une manière appropriée.

3.2 Calculer les taux, ratios et proportions appropriés.

3.3 Préparer les tableaux, graphiques et diagrammes.

4. Analyser et interpréter les données.

4.1. Identifier les groupes à risque en termes de temps, de personnes et de lieu.

4.2. Déterminer la période d'incubation.

4.3 Déterminer la source probable et la voie probable de transmission.

1.6 Comment préparer un rapport épidémiologique

=> Éléments d'un rapport

- Introduction : déclaration du problème, perspective (ampleur, qui est affecté, pourquoi ce problème est-il important, données disponibles), qu'est-ce qui n'est pas connu, raison/justification de l'étude.
- Méthodes/matériels.

❖ Population étudiée – comment sélectionner (nombre, méthode d'échantillonnage)

❖ Méthodes sur le terrain (logistique, personnel, formation de personnel, déplacement, nombre d'interviews/jour...).

❖ Méthodes du laboratoire (si nécessaire).

❖ Méthodes pour la saisie et analyse des données.

• Résultats.

– Échantillon final (population finale étudiée).

– Condition de travail de terrain (si problèmes).

– Résultats d'analyse (texte, tableaux, graphiques...)

N.B. : pas d'interprétation/jugement dans la section résultats.

• Conclusions.

– Faire une synthèse des résultats clés (représenter en moins de détails comme rappel).

– Interprétation et explication de ces résultats.

L'objectif principal d'une investigation épidémiologique d'une épidémie est l'identification de mesures pour prévenir la transmission continue.

1.7. Investigation et déclaration d'une épidémie

1. Modalités d'investigation

• Rapports épidémiologiques – surveillance (hôpital, CS...)

• Rumeurs – du personnel médical, de la population, observations quotidiennes...

• Épidémie limitée : rapport verbal par quelqu'un impliqué ou par le personnel médical qui traite les cas (p. ex. : méningite dans la communauté, hépatite A suite à une fête, gastro-entérite, etc.).

2. Importance de la vigilance épidémiologique

• Ne pas rater une épidémie pour laquelle une investigation (avec éventuelle intervention) est indiquée.

• Rumeurs néfastes : la rumeur d'une épidémie (même fausse) peut provoquer une panique (faux cas, faux symptômes...) – surtout dans les écoles, chez les femmes.

3. Critères de déclaration d'une épidémie

- Vérifier le rapport par d'autres sources d'information – chercher au niveau d'hôpital, CS, praticiens locaux (si nécessaire).

Vérifier le diagnostic – quel est le problème, de quoi s'agit-il ? Par exemple : diarrhée = choléra, virale, etc. Vomissements = gastro-entérite, méningite..., fièvre hémorragique, méningite...

- Confirmation de l'épidémie comme présence d'un nombre excessif de cas (notion de normalité et anormalité, endémie et pandémie) – utilisation des données du passé (courbe épidémiologique, rapport surveillance...)

2. Surveillance épidémiologique

2.1 Définition

C'est un processus qui consiste à étudier de façon continue des individus, les éléments de l'environnement et de l'agent de la maladie ou des phénomènes liés à la santé dans la communauté, indépendamment de la gravité de la situation épidémiologique. Son but est de prévenir l'apparition de nouvelles épidémies.

D'après Thackers *et al.*, la surveillance épidémiologique est la collecte systématique et continue, l'analyse et l'interprétation de données de santé pour leur utilisation dans la planification, l'implantation et l'évaluation de pratiques en santé publique. C'est un recueil de données sanitaires qui s'inscrit dans une perspective d'aide à la décision et l'action de santé publique.

Les Centers for Disease Control and Prevention (CDC) des États-Unis ont défini la surveillance épidémiologique ainsi : d'une manière systématique et continue, c'est un processus de collecte, analyse et interprétation des données en matière de santé qui sont essentielles à la planification, à l'application et à l'évaluation des programmes de santé publique, étroitement liées à la diffusion rapide de ces données aux principaux intéressés.

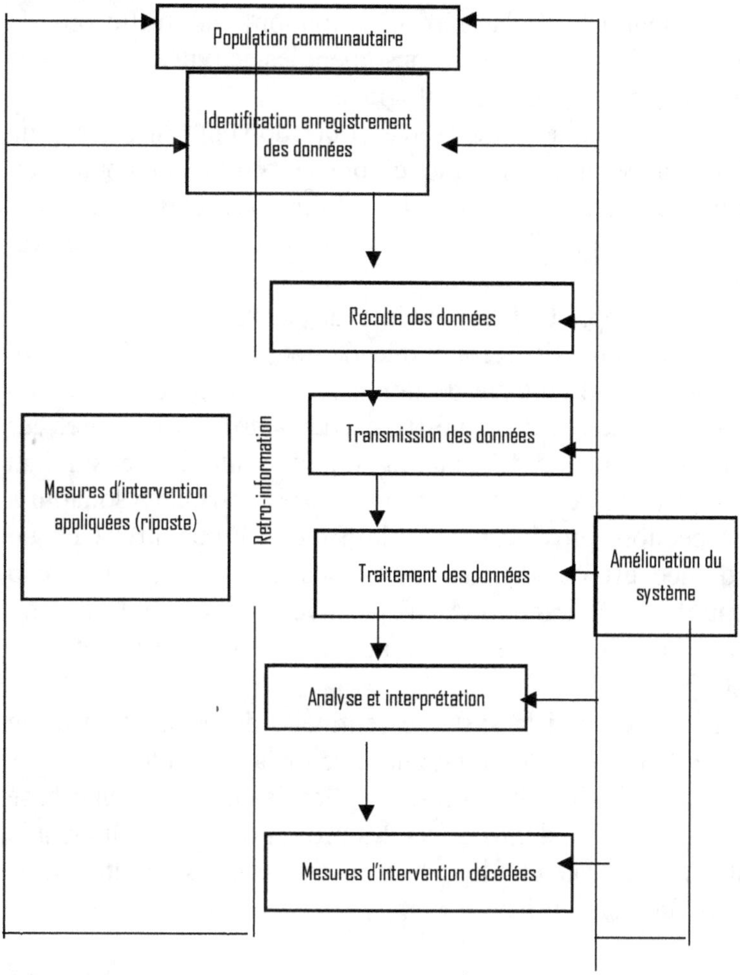

La détection des cas, la collecte et la notification des données, l'organisation et l'analyse des données, l'investigation et la rétro-information, la diffusion de l'information et la riposte constituent les activités essentielles de la surveillance épidémiologique.

Les problèmes de santé qui doivent justifier une surveillance épidémiologique sont ceux qui ont un impact sanitaire ou social important : fréquence élevée, gravité, transmission possible à d'autres personnes, coût social élevé, etc.

La conception d'un système de surveillance varie d'un pays à l'autre. En République démocratique du Congo, le mécanisme de collecte de données sanitaires commence au niveau du centre de santé (poste de santé) qui transmet ces données à la zone de santé, la zone de santé les transmet au district sanitaire et le district sanitaire les transmet à son tour à l'inspection provinciale de la santé (4e bureau). Chaque province est censée transmettre les statistiques au niveau central à la 4e direction. À chaque niveau, la rétro-information doit être faite et des actions correctrices peuvent être entreprises.

Il existe aussi le système sentinelle de déclaration et de surveillance d'un certain nombre de maladies cibles.

L'exploitation des données collectées constitue une base importante à la planification des programmes sanitaires, à la lutte, au contrôle et à l'évaluation des activités de lutte ou de prévention entreprise.

2.2 Buts pratiques de la surveillance épidémiologique

La surveillance épidémiologique poursuit les buts pratiques suivants :

– Faciliter la planification, l'exécution et le contrôle des mesures anti-épidémiques et préventives ;

– Avoir la possibilité de réagir rapidement à des changements de la situation épidémiologique (système d'alerte précoce) ;

– Avoir la possibilité de maintenir la productivité du travail et de réduire l'absentéisme ;

– Pouvoir prédire le développement de la situation épidémiologique ;

– Animer la recherche de base et la recherche appliquée ;

– Développer un travail standard et des méthodes uniformes et comparables.

Ainsi, la surveillance épidémiologique permet de :

– estimer l'importance des problèmes de santé afin de planifier les ressources à allouer à sa prévention et à sa prise en charge en tenant compte des priorités ;

– suivre les tendances temporelles et spatiales ;

– détecter à temps des modifications parmi les agents infectieux et non infectieux ;

– améliorer les connaissances sur les vecteurs et les modes de transmission des maladies ;

– détecter les connaissances sur les vecteurs et les modes de transmission des maladies ;

– détecter à temps la survenue des épidémies ou des phénomènes anormaux constituant alors un système d'alerte et en assurer le suivi ;

– sonner l'alerte et organiser la riposte ;

– suggérer des hypothèses face à l'émergence d'un problème de santé ou d'une modification d'une tendance d'un problème à risque ;

– appliquer des mesures de contrôle et de lutte permettant de réduire l'incidence et la létalité ;

– évaluer les mesures de prévention ;

– évaluer l'efficacité de la prise en charge des maladies ou identifier des modifications de prise en charge ;

– planifier les interventions et améliorer les pratiques professionnelles.

Ce processus continu permet de déceler rapidement les changements concernant l'apparition et la distribution des maladies ou problèmes de santé et agir.

La surveillance permet de sonner l'alerte pour agir.

2.3 Domaines à surveiller

Le spectre des informations à recueillir comprend des éléments suivants :

– Les caractéristiques des individus ;

– Le milieu extérieur et les interventions agissant sur la santé.

On s'intéresse donc à :

– La maladie ou autre problème de santé : Combien de cas ? Combien de décès ?

– La personne : qui tombe malade ? qui meurt ? (Âge, sexe)

– L'endroit : où sévit la maladie : lieu habitat, déplacement, etc.

– Le moment : quand ? pendant combien de temps ?

– Le comment : mode de transmission, mode d'expression de la maladie, signes de début, période d'état, stade terminal et facteurs étiologiques.

Les méthodes de surveillance reposent sur :

– Un système de déclaration obligatoire de certaines maladies transmissibles ;

– Des données d'activités de soins et de laboratoire ;

– Des données spécifiquement recueillies dans le cadre de registre sur une base géographique définie ;

– Des enquêtes périodiques régulières sur des échantillons de population générale.

La surveillance épidémiologique peut couvrir les domaines suivants :

1. Notification régulière des cas des décès ou étude continue sur la mortalité et la morbidité

– Étude de la morbidité mesurée par les indicateurs suivants :

Incidence : nouveaux cas

Prévalence : anciens et nouveaux cas.

– Étude de la mortalité et de la létalité par âge, sexe, cause de décès, etc.

2. Surveillance sérologique et sérosurveillance

Elle consiste à rechercher les indicateurs sérologiques du contact de l'agent infectieux avec un terrain réceptif. Ce contact est généralement marqué par la présence d'anticorps spécifiques contre l'agent infectieux en question. Dans le cas de maladie ou infection qui confère une immunité protectrice durable, la sérosurveillance permet d'établir le degré de l'immunité collective. Le concept d'immunité collective est un concept très important en santé publique, plus particulièrement en épidémiologie des maladies infectieuses parce qu'il indique le nombre d'individus déjà résistants constituant une barrière à la progression de l'infection dans la population générale exposée.

3. Surveillance des biotopes

Il s'agit d'une analyse régulière de la situation des réservoirs naturels de germe.

4. Surveillance des interactions biologiques

Étude des changements écologiques et monitoring de l'identification des nouveaux germes apparaissant dans une population.

2.4 Étapes de la surveillance

La surveillance épidémiologique est un processus qui se base sur :

1. la collecte des données de morbidité et de mortalité + les facteurs étiologiques,
2. la mise en forme et la présentation des données,
3. l'analyse et l'interprétation des données,
4. la diffusion de ces données,
5. l'utilisation de ces données pour la mise en œuvre de mesure de lutte et la rétro-information.

Ainsi, les étapes suivantes doivent être suivies :

1. Établir les objectifs et déterminer les données à recueillir (indicateurs) ;
2. Recueillir les données ;
3. Analyser et interpréter les données ;
4. Formuler les hypothèses étiologiques ;
5. Tester les hypothèses ;
6. Recommander ou exécuter des mesures de contrôle ;
7. Préparer et diffuser le rapport (rétro-information) ;
8. Évaluer le système de surveillance, c'est-à-dire voir si objectifs atteints ou pas.

1. Collecter des données :

Méthodes :

– Registre consultations externes ;
– Dossiers individuels, hospitalisation ou ambulatoires ;
– Fiche de pointage.

Genres de données à recueillir :

– Maladie (nécessité d'une définition opérationnelle de cas) ;
– Profession ;
– Âge, religion, adresse, niveau socio-économique, etc.

2. Compilation des données

– Dresser des tableaux des maladies ;

– Présenter les données sous forme de diagramme, histogramme, cartes, etc.

3. Analyse des données

– Relever les groupes les plus touchés, les variations saisonnières, etc.

– Calculer les taux de notification selon les provinces.

4. Prise de mesures de prévention selon les résultats de l'analyse

5. Déclaration des données : Notifier promptement.

Transmission « rapport zéro ou nul » : notifier même s'il n'y a pas de cas, c'est-à-dire signaler 0 cas. Garder toujours une copie ou plusieurs copies de la notification.

6. Rétro-information

La rétro-information est très importante dans la surveillance épidémiologique pour des raisons variées, notamment la motivation du personnel de terrain et l'évaluation de son efficacité. La rétro-information permet aussi de diffuser les renseignements et d'encourager le personnel qui fait une surveillance régulière.

7. En cas d'urgence épidémiologique : juger de la nécessité d'une enquête épidémiologique avant la déclaration des données et diriger l'enquête selon un schéma standardisé.

(Urgence épidémiologique = ==> Enquête)

1. Prouver la réalité de l'épidémie ;

2. Vérifier les diagnostics de la maladie suspectée ;

3. Établir les critères d'identification des cas de la maladie ;

4. Recenser les cas ;

5. Décrire la situation épidémiologique selon le temps, les lieux, les personnes atteintes ;

6. Faire une synthèse puis une analyse des informations collectées et formuler les hypothèses pour expliquer la situation épidémiologique ;

7. Vérifier les hypothèses ;

8. Développer des actions préventives et des stratégies de lutte ;

9. Évaluer l'efficacité et l'efficience de la stratégie de lutte ;

10. Rédiger un rapport sur l'épidémie ;

11. Réaliser des recherches sur la maladie et les mesures de lutte appliquées.

2.5 Types de systèmes de surveillance

1. Surveillance passive

Le système de surveillance et dépendant de la collaboration des services de soins qui sont censés notifier de manière routinière. Souvent, les formations de soins ne se sentent pas dans l'obligation de notifier. Ce type de surveillance est pourtant l'approche la plus courante ; ses faiblesses sont le manque de complétude et de promptitude.

2. Surveillance active

Le système de surveillance prend l'initiative de contacter les formations de soins pour la collecte des données. Les données sont de meilleure qualité et, en général, présentent une meilleure promptitude et complétude. Malheureusement, cette approche coûte cher et prend du temps. D'où, son application se fait pour des maladies spécifiques telles que dans le cas de l'éradication ou élimination de maladies.

3. Surveillance sentinelle

Un système de surveillance peut être sentinelle lorsqu'elle vise des sites donnés où elle cible des groupes spécifiques. Par exemple, la surveillance de l'infection à VIH peut cibler la femme enceinte qui suit les consultations prénatales. Elle peut aussi cibler les jeunes qui viennent aux consultations IST, etc.

La surveillance sentinelle peut retenir un site et alors suivre les formations de soins qui desservent ce site. Par exemple, la surveillance de la résistance à la chloroquine avait pour l'année 2000-2001 été effectuée à Kimpese, Kapolowe, Mikkkoyi, Bukavu, Vanga, Kisangani, Lutshuru et Kingasani.

La surveillance sentinelle c'est le type de surveillance où certains sites, remplissant des critères précis, sont sélectionnés pour fournir les renseignements sur l'évolution de la maladie ou de l'état infectieux dans une population ou groupes de personnes déterminés. Les sites sélectionnés sont généralement les formations médicales dont les rapports sont particulièrement fiables pour fournir des indications de la situation sanitaire de leurs provinces.

– Données passives recueillies sur certains sites

– Sites sélectionnés

– Critères de sélection : géographiques, fiabilité (régularité, qualité)

– Parfois exige davantage de formations, supervision.

4. Surveillance routinière

Ce type de surveillance est basé sur le recueil des données collectées de façon passive au niveau de l'ensemble du système de santé. Les données passives sont recueillies normalement pour rechercher les tendances. Il s'agit de données déjà existantes/disponibles ; ce sont des données recueillies qui ne sont pas basées sur la population générale. Souvent, l'information est donnée seulement sur le nombre de cas (souvent pas précisée selon l'âge, le sexe, l'état vaccinal...).

5. Surveillance à base générale (surveillance exhaustive)

Ce type de surveillance concerne toute la population.

6. Surveillance cas par cas

Ce type de surveillance suppose que pour chaque cas suspecté d'une maladie donnée, on effectue une investigation pour savoir comment la maladie est survenue.

Le diagnostic sera confirmé par un test de laboratoire.

7. Surveillance à base communautaire

Les leaders communautaires ou les agents de santé communautaires ayant reçu une formation sur le diagnostic de certaines maladies pourront servir de contact pour le dépistage des cas suspectés et leur notification aux formations.

Les activités à mener au niveau communautaire sont les suivantes :

1. Notifier aux formations sanitaires les plus proches l'apparition des cas relevant de la surveillance à base communautaire ;
2. Assister les agents de santé communautaires au cours des investigations sur les cas/les flambées des maladies ;
3. Exploiter les informations communiquées par les agents de santé communautaires pour prendre des décisions, notamment sur l'éducation sanitaire et la coordination de la participation communautaire à la lutte contre la maladie.

8. Surveillance intégrée

C'est une stratégie de surveillance qui cible toutes les maladies déclarées sous surveillance dans le pays par la mise en commun des ressources de lutte contre ces maladies.

9. Surveillance verticale

Ce type de surveillance est pratiqué en général par les programmes spécialisés. Ici, les activités de surveillance sont spécifiques au programme et les ressources ne sont pas partagées avec les autres programmes.

Conclusion générale

L'épidémiologie reste un outil indispensable pour la recherche en santé publique et pour la prise de décisions éclairées. L'intégration des concepts théoriques, de la compréhension de la causalité et des pratiques modernes permet aux chercheurs et aux décideurs de mieux appréhender les dynamiques des maladies et de développer des réponses efficaces. Alors que de nouveaux défis émergent, tels que les maladies infectieuses émergentes et les problèmes liés aux maladies chroniques, il est crucial de maintenir une approche rigoureuse et évolutive de l'épidémiologie.

Ce livre a pour but de poser les bases d'une réflexion critique et de guider le lecteur dans l'application pratique de ces connaissances.

Bibliographie

Ancelle T. *Statistique, épidémiologie*, Maloine, 2006

André Simpson & Clément Beaucage. *Épidémiologie appliquée. Une initiation à la lecture critique en sciences de la santé,* 3e édition (Québec)

Anny Robert. *Épidémiologie quantitative*, UCL, 2010

Beaglehole R. Bonita R. et Kjellström T. *Éléments d'épidémiologie*, OMS Genève, 1994

Beaucage C., Bonnier Viger Y. *Épidémiologie appliquée*, Éditions Gaëtan Morin, 1996

Bernard J.-M. et Lapointe C. *Mesures statistiques en épidémiologie*, Québec, Presses de l'Université du Québec, 1991

Czernickow P., Chaperon J., Le Couteur X. *Épidémiologie : connaissances et pratique*. Masson, Paris, 2001

Dabis F., Drucker J. et Moren A. *Épidémiologie d'intervention*, Arnette, 1992

Dean T. Jamison, Joel G. Breman, Anthony R. Measham, Gearge Alleyne, Mariam Claeson, David B. Evans, Prabhat Jha, Anne Mills, Philip Musgrove. Priorités en matière de santé, Banque mondiale, Washington, 2006

Deghome. *Épidémiologie du terrain*, UCL, 2010

Dilhuydy, M. H. *Bénéfice et coût du dépistage de malade col utérin*. Gynécologie, 1987, Québec

Gordis Leon. *Epidemiology*. Fourth Edition. Saunders Elsevier, 2008

Guide technique pour la surveillance intégrée de la maladie et riposte, 4e direction/direction de la lutte contre la maladie, sous presse 2011

Hennekens C. H., Buring J. E. et Mayrentac S. L., *Épidémiologie en médecine*, Paris, Frison-Roche, 1998

http://fr.wikipedia.org/w/index.php,transition démographique

Jenicek M. et Cléroux R. Épidémiologie : principes, techniques, applications, Québec, Edisem et Maloine, 1984

Landrivon G., Delahaye F. *La recherche clinique. De l'idée à la publication.* Masson, 1995

MacMahon B., Trichopoulos D., Epidemiology. Principles & Methods, Boston/Toronto : Little, Brown and Company, 1996

Matukala, *Épidémiologie* SACO, ISTM – Kinshasa, 2018

Minerva : Revue d'Evidence-Based Medicine (http://www.minerva-ebm.be/).

Moyses Szklo and Javier Nieto F. Epidemiology : Beyond the Basics, An Aspen Publication, 2000

OMS. *Surveillance épidémiologie intégrée*, Genève, 1998

Knafou R., *Les hommes et la terre, Géographie seconde*, Éd, Belin, 1996

Rothman K. J., Greenland S. *Modem epidemiology*, Philadelphia. Lippincott-Raven Publishers, 1998

Rumeau-Rouquette C., Blondel B., Kamiski M. et Bréart G. : Épidémiologie : Méthodes et pratique, Médecine-Sciences, Flammarion, 1993

Sciences économiques et sociales de la santé & traitement de l'information médicale (https://sesstim.univ-amu.fr/fr/page/glossaire-epidemiologie-et-recherche-medicale)

Tonglet R. Notes de cours d'épidémiologie, Cercle médical Saint-Luc, 2001

Annexes

Annexe N° 1 : Exercices pratiques

Question 1. Quelle mesure d'association utiliser :

a) dans une enquête « ouverte » où l'on suit des travailleurs exposés ou non à l'amiante et où l'on mesure la survenue de cancer ?

b) dans une toxi-infection alimentaire ?

c) quand on veut identifier les facteurs de risques d'une maladie rare ?

Question 2. Entre 1966 et 1969, Herbert Cully a identifié sept cas de carcinomes du vagin à cellules claires survenus dans la région de Boston chez des jeunes filles âgées de moins de 22 ans. À cette époque, dans la littérature, on recensait le même nombre de cas dans toute la littérature internationale.

a) Quel type d'étude fallait-il faire pour comprendre l'origine du problème ? Justifiez en deux (2) lignes.

b) L'exposition au distilbène (œstrogène de synthèse prescrit chez les femmes enceintes en cas de menace d'avortement spontané) des mères a été identifiée comme le facteur de risque quasi exclusif de la survenue du cancer chez ces jeunes femmes.

Quelle méthode auriez-vous proposée pour mesurer l'ampleur du phénomène (mesurez l'incidence ou la prévalence de ce type de cancer).

Question 3. Considérez une ville de 8 700 habitants par km^2. Supposez que :

- Un individu infecté se déplace en moyenne 0,001 km^2 par jour ;
- La probabilité de transmission de l'infection (étant donné un contact) est de 40 % ;

• Une personne est « infectieuse » six jours avant de devenir immune.

a. Quel modèle allez-vous utiliser pour décrire ceci ?

b. Comment l'évolution des individus infectés va changer si une personne n'est « infectieuse » que 2 jours avant de devenir immune ?

Question 4. Quelle est la proportion maximale de personnes non vaccinées qu'une population complètement susceptible peut supporter sans risquer une épidémie dans le cas de l'introduction d'une maladie avec RO égal à 5 :

(a) Si le vaccin a une efficacité de 100 %.

(b) Si le vaccin a une efficacité de 80 %.

Réponse (seulement pour Q 10 et Q 11)

a. Protection nécessaire = P 1-1/RO = 1/5 = 8 = 80 %

b. P = vaccination x Efficacité – Vaccination = protection/Efficacité = 80 % = 1 = 100 %

Question 5. La probabilité d'être infecté par la grippe est de 0.20 par an. Quel pourcentage d'enfants a été en contact avec le virus au moins une fois à l'âge de 6 ans ?

Question 6. Nonante % d'une population scolaire comptant 7 558 élèves ont été vaccinés contre la coqueluche. On a trouvé 836 cas de coqueluche dans l'année dont 455 chez les vaccinés.

Que répondre après avoir vu le tableau suivant ?

Pourquoi est-ce que les études de cohorte ne sont pas les études les plus appropriées afin d'étudier des maladies rares comme certains cancers ?

Question 7. Dans un service hospitalier, 3 cas de MRSA ont été signalés en 2 semaines. Craignant que les sujets aient été infectés par la même personne, on décide d'analyser la répartition des patients atteints par personnel infirmier. On constate que 2 infirmiers ont soigné les 3 patients atteints de MRSA. Après analyse microbiologique, on conclut que l'un des 2 infirmiers est MRSA positif et pourrait être la source de l'infection à l'hôpital.

a. Quel type d'étude a été utilisé ?
b. Pourquoi ce type d'étude est-il le plus approprié ?

Question 8. Le district de Kibondo en Tanzanie abrite 170 000 réfugiés burundais dans 4 camps. Entre mars 2000 et mai 2001 (inclus, c'est-à-dire 15 mois), ces 4 camps de réfugiés ont été touchés par une épidémie de rougeole. Le nombre de cas par camp est :

Camp nombre de cas
Kanembwa 10
Karago 739
Mtendeli 93
Nduta 220
Mtendeli
Nduta
Impossible de calculer

Question 9. Vous voulez étudier la différence de mortalité routière entre les hommes et les femmes. Comment définissez-vous le groupe S des cas ?

a) Le groupe des hommes décédés suite à un accident routier ;

b) Le groupe des hommes et femmes décédés suite à un accident routier ;

c) Le groupe des hommes et femmes décédés toutes causes confondues ;

d) Le groupe des hommes.

Question 10. Vous étudiez la relation entre un facteur d'exposition X et la mortalité dans une population d'hommes et de femmes. Voici vos données :

Exposés : 80
30 décédés : 10 hommes, 20 femmes
50 vivants : 20 hommes, 30 femmes
Non-exposés : 120
45 décédés : 20 hommes, 25 femmes
75 vivants : 10 hommes, 65 femmes
Calculez le RR et quelle est votre conclusion ?

Question 11. Un centre de recherche désire étudier l'effet de la bière sur l'incidence d'infarctus.

a) Définition des cas ? Ceux qui ont fait l'infarctus
b) Définition de l'exposition ? Consommation bière
c) Type d'étude ? Cohorte
d) OR ou RR ? : RR
e) Biais possibles ?
Décrivez comment vous comptez entreprendre cette étude.

Glossaire[1][2][3]

A

Ajustement :

Ensemble de techniques qui permettent de prendre en compte un biais de confusion. Cela permet de s'affranchir de l'effet du facteur de confusion (des effets des facteurs de confusion).

Analyse de sensibilité :

Lors d'une analyse de sensibilité, on examine dans quelle mesure le résultat d'une recherche est influencé par un changement de méthodes, de valeurs, de variables ou de critères de jugement. Plusieurs scénarii sont ainsi juxtaposés, ce qui permet d'identifier les variables qui influencent le plus les résultats.

Analyse de survie :

Ensemble de méthodes statistiques permettant d'estimer la survie et l'influence des traitements, des expositions et d'autres variables sur celle-ci.

---

[1] « Sciences économiques et sociales de la santé & traitement de l'information médicale » (https://sesstim.univ-amu.fr/fr/page/glossaire-epidemiologie-et-recherche-medicale)

[2] Beaucage C., Bonnier Viger Y. *Épidémiologie appliquée*, Éditions Gaëtan Morin, 1996.

[3] *Minerva* : Revue d'Evidence-Based Medicine (http://www.minerva-ebm.be/).

Analyse en intention de traiter :

Suivant le principe de l'analyse en intention de traiter, aucune modification n'est possible, dans une étude d'intervention, après répartition dans les groupes étudiés. Ce qui signifie que tous les sujets randomisés dans un groupe sont concernés par l'analyse, sans tenir compte de la compliance au traitement ou de la fidélité à l'entièreté de l'étude. S'il s'agit d'une étude de dépistage et non d'intervention, nous parlons d'analyse en intention de dépister.

Analyse intermédiaire :

Analyse effectuée avant l'inclusion de tous les sujets prévus, en cours d'étude. Ce type d'étude doit être prévu et planifié dans le protocole (nombre d'analyses intermédiaires, à quel moment, sur quels critères...). Le nombre de sujets nécessaires prend en compte le nombre d'analyses intermédiaires qui sont prévues. Pour chaque analyse intermédiaire, il faut déterminer un seuil de signification α », inférieur au seuil α, afin que le risque global sur l'analyse finale corresponde au risque α choisi.

Analyse multivariée :

Ensemble de techniques qui sont utilisées lorsque plusieurs variables doivent être étudiées simultanément, en tenant compte de leurs effets les unes sur les autres. Appelée aussi analyse multifactorielle.

Analyse par protocole :

Dans une analyse par protocole, on exclut de l'examen des chiffres tous les patients qui ne répondent pas strictement aux critères stipulés dans le protocole. Les sujets disponibles pour l'analyse par protocole sont les plus compliants.

Analyse par sous-groupe :

Cette technique consiste à analyser les résultats d'un sous-groupe séparément de ceux de l'ensemble de la population concernée par la recherche. Ce type d'analyse par sous-groupe doit avoir été déterminé préalablement dans le protocole de recherche.

Analyse univariée :

Analyse dans laquelle on étudie l'action d'un seul facteur explicatif à la fois sur un phénomène observé (facteur à expliquer). Appelée aussi analyse unifactorielle.

Appariement :

C'est une technique destinée à rendre comparable la distribution de deux ou plusieurs groupes selon des caractéristiques pertinentes. L'avantage de la méthode réside dans l'exclusion de la possibilité que ces caractéristiques, qui font l'objet de l'appariement, ne perturbent l'analyse des résultats. Un désavantage est l'impossibilité d'examiner par la suite l'effet de ces caractéristiques. Voir apparier.

Apparier :

C'est le fait de rendre comparables deux groupes en termes de facteurs de confusion potentiels. Pour chaque cas (par exemple, un malade), on associe un ou plusieurs témoins qui lui sont similaires pour un ou plusieurs facteurs (par exemple, âge, sexe, statut social...) et qui pourraient provoquer une confusion lors de l'analyse. Lors d'un appariement, les sujets constituant chaque paire ne sont plus indépendants et il faut en tenir compte pour l'analyse.

Arbre décisionnel :

Description explicite des différentes étapes de la prise en charge de patients ayant une certaine affection ou certaines plaintes. À chaque étape, on décide, sur base des connaissances que l'on a du patient et de la recherche scientifique, de l'action à entreprendre pour procurer au patient concerné le bénéfice maximal pour un risque minimal.

Aveugle :

Technique consistant à déterminer si les sujets d'une étude feront partie du groupe recevant le traitement étudié ou du groupe ne le recevant pas en faisant : affectation à l'aveugle : ni le chercheur ni le patient ne savent à quel groupe le patient a été affecté ; une appréciation à l'aveugle : la personne qui apprécie ou mesure les résultats ignore quel traitement le patient a reçu. Dans une étude en simple aveugle (single blind), les chercheurs ou thérapeutes savent quel est le contenu du traitement administré mais pas les patients ou les participants. Dans une étude en double aveugle (double blind), les sujets étudiés ainsi que les chercheurs ou thérapeutes ignorent le contenu exact du traitement administré.

B

Biais :

Erreur systématique qui fausse les résultats dans un sens donné.

Biais de Berkson :

Erreur systématique induite dans une étude lorsque les groupes de comparaison (les témoins) sont constitués de patients hospitalisés ; de ce fait, les cas et les témoins ne sont pas issus de populations présentant les mêmes risques d'exposition. Aussi appelé « biais d'admission », le « biais de Berkson » est un biais de sélection.

Biais de bonne santé des travailleurs :

Erreur systématique induite dans une étude lorsque le choix des sujets ou des témoins est effectué parmi une population de travailleurs (personnes détenant un emploi). Le biais de « bonne santé des travailleurs » est un biais de sélection.

Biais de classement :

Erreur systématique de mesure de l'exposition au facteur de risque ou de la maladie. Ils conduisent à mal classer les sujets en « malades/non malades » ou en « exposés/non exposés ».

Biais de confusion :

Erreur systématique induite dans une étude par des variables (variables confondantes ou facteurs de confusion) qui ont un lien tant avec les facteurs d'exposition étudiés qu'avec la maladie observée, sans cependant faire partie de la chaîne causale liant ces deux éléments.

Biais de dépassement :

Erreur systématique induite dans une étude, attribuable au fait que la pratique du dépistage permet une reconnaissance plus précoce de la maladie que ne le fait le diagnostic clinique traditionnel. Le temps de survie peut alors paraître plus long, même si le traitement administré à la suite du dépistage n'améliore pas le pronostic. C'est un biais d'information.

Biais de durée :

Erreur systématique induite dans une étude lorsque les cas décelés à la suite d'un dépistage sont moins graves et évoluent moins rapidement que ceux diagnostiqués de façon habituelle, soit après l'apparition de symptômes. C'est un biais d'information.

Biais de mémorisation :

Erreur systématique induite dans une étude lorsque l'information sur l'exposition est obtenue après que le diagnostic des cas a été établi. C'est un biais de classement.

Biais de migration :

Erreur systématique induite dans une étude lorsque des participants à l'étude l'abandonnent avant son terme. Aussi appelé « biais des perdus de vue », le biais de migration est un biais de sélection.

Biais de rappel :

Erreur systématique induite dans une étude, attribuable au fait que les personnes présentant un problème de santé peuvent avoir tendance à se rappeler et à signaler les expositions passées à un facteur quelconque de façon différente que ne le font celles qui sont en bonne santé. C'est un biais d'information différentielle.

Biais de sélection :

Erreur systématique induite dans une étude à cause des méthodes adoptées pour choisir les participants à l'étude.

Biais de vérification :

Erreur systématique induite dans une étude lorsque le résultat d'un examen diagnostique influence la décision d'effectuer ou non l'examen de référence. C'est un biais d'information différentielle.

Biais de volontariat :

Erreur systématique induite dans une étude lors du recrutement de volontaires pour y participer, les caractéristiques de ces personnes pouvant être différentes de celles des personnes qui décident de ne pas y participer. C'est un biais de sélection.

Biais d'échantillonnage :

Erreur systématique induite dans une étude lorsque les personnes asymptomatiques et celles ayant présenté des épisodes de maladies fatales et de courte durée sont moins susceptibles d'être admises dans l'étude. Aussi appelé « biais de survie sélective », le biais d'échantillonnage est un biais de sélection.

Biais d'information :

Erreur systématique induite dans une étude lorsque la mesure ou l'observation d'un phénomène est incorrecte.

Biais d'information différentielle :

Erreur de classification différentielle.

C

Causalité :

Relation causale (de cause à effet) entre deux phénomènes, appuyée par des raisonnements souvent exprimés sous forme de critères ou de règles. Ainsi, les principaux critères de Hill sont les suivants :

- *la temporalité ;*
- *la force de l'association ;*
- *la consistance et la validité des résultats ;*
- *la spécificité ;*
- *la relation dose-réponse (ou dose-effet) ;*
- *la vraisemblance ;*
- *la cohérence avec les connaissances antérieures ;*
- *la plausibilité biologique ;*
- *l'analogie.*

Clause d'ambivalence :

Tout patient inclus dans un essai thérapeutique doit pouvoir recevoir indépendamment tous les types de traitement étudiés. Il ne faut inclure dans l'étude que les patients qui peuvent (absence de contre-indication) ou acceptent de recevoir tous les types de traitements étudiés.

Coefficient de régression :

Mesure indiquant l'amplitude de variation moyenne d'une variable indépendante lorsque la variable dépendante varie d'une unité.

Coefficient de variation :

Mesure de dispersion consistant au rapport de l'écart-type à la moyenne, qui s'exprime comme suit : CV = s/m

Cohorte :

En épidémiologie, une cohorte est un groupe de personnes suivies pendant une période déterminée dans le cadre d'une recherche.

Co-intervention :

Intervention non prévue au protocole survenant simultanément au traitement étudié lors d'études expérimentales. Ceci peut biaiser les résultats si elle ne se fait pas en aveugle ou si la co-intervention est très efficace.

Consentement éclairé :

Par consentement éclairé, on entend l'adhésion librement consentie d'une personne ou d'un de ses responsables (un parent ou un tuteur, par exemple) à la participation à une étude ou à un programme d'intervention. La personne concernée doit être informée clairement du but, de la méthode, de la procédure, des avantages, des risques et, si nécessaire, du degré d'incertitude du résultat. Dans la plupart des études, une autorisation écrite est demandée.

Corrélation :

Une corrélation est une association entre deux séries d'observations ou de données. On peut constater, par exemple, qu'une association existe entre la taille et le poids : les personnes plus grandes ont un poids généralement supérieur à celui des personnes plus petites. La force de l'association est mesurée par le coefficient de corrélation.

Cote :

La cote représente un rapport de risque, le rapport entre la probabilité de survenue d'une maladie ou d'un événement et la probabilité de non-survenue de cette maladie ou de cet événement.

Courbe de survie :

Représentation d'un graphique d'un taux de survie en fonction du temps. On rencontre principalement les courbes de survie de Kaplan-Meier et les courbes de survie actuarielle. Ces méthodes prennent en compte le fait que certaines personnes ne peuvent pas être suivies jusqu'au moment où l'événement étudié se produit. Cet événement peut être le décès mais aussi l'apparition d'une maladie, la rechute d'une maladie... L'utilisation de ces méthodes suppose que le risque d'apparition de l'événement étudié soit constant pendant toute la durée de l'étude. Des courbes de survie peuvent être comparées entre elles par le test du logrank.

Courbe ROC :

La courbe ROC est un graphique exprimant la capacité d'un test de dépistage de faire la distinction entre les personnes saines et les personnes malades. Sur le graphique ROC, la sensibilité du test (vrais positifs) est indiquée sur l'axe des y (ordonnée) au moyen de différentes valeurs seuils. Sur l'axe des x (abscisse) on place les faux positifs (1 – spécificité). La valeur optimale se trouve dans le coin supérieur gauche du graphique indiquant une proportion élevée de vrais positifs et une faible proportion de faux positifs.

Critère de jugement :

Ce qui est mesuré pour donner le résultat d'un événement ou d'une intervention est appelé critère de jugement. Il faut faire une distinction entre un critère de jugement fort comme un décès ou une morbidité avérée et un critère de jugement intermédiaire ou de substitution. Les critères de jugement intermédiaires sont des paramètres secondaires souvent liés uniquement et indirectement au critère de jugement fort.

Critère de non-inclusion :

Ensemble de règles ou de conditions qui permettent d'identifier les personnes inaptes à participer à une étude. Ces critères doivent être définis dès le début de l'étude.

Critère d'exclusion :

Ensemble de règles ou de conditions qui permettent d'identifier les personnes qui seront exclues d'une étude. Ces critères doivent être définis dès le début de l'étude.

Critère d'inclusion :

Ensemble de règles ou de conditions qui permettent d'identifier les personnes aptes à participer à une étude. Ces critères doivent être définis dès le début de l'étude.

D

Dépistage :

Détection de maladies à un stade où le patient est encore asymptomatique ou peu évolué facilement curable.

Dépistage de masse :

Mesure de santé publique qui consiste à pratiquer un dépistage à l'échelle d'une population générale.

Distribution asymétrique :

Distribution de probabilités unimodale caractérisée par le fait que la médiane, la moyenne et le mode ne coïncident pas. La distribution est dite « asymétrique à droite » lorsque les valeurs des mesures de tendance centrale sont réparties comme suit : mode – médiane – moyenne. La distribution est dite « asymétrique à gauche » lorsque les valeurs des mesures de tendance centrale sont réparties comme suit : moyenne – médiane – mode.

Distribution de fréquences :

Ensemble des classes d'une échelle de classification avec leur fréquence, souvent présentée sous forme de tableau.

Distribution de probabilités :

Modèle de représentation de la fréquence des différentes valeurs d'une variable dans un échantillon ou une population.

Distribution d'échantillonnage :

Distribution de probabilités d'une statistique pour tous les échantillons de même taille pouvant être formés à partir d'une population.

Distribution normale, centrée et réduite :

Distribution normale pour laquelle la moyenne est de 0 et l'écart-type est de 1. Appelée aussi « distribution de z » ou « distribution standard ».

Double aveugle :

Appelé aussi double insu. Voir Aveugle.

E

Écart-type :

Mesure de dispersion exprimant la distance moyenne des valeurs d'une variable par rapport à la moyenne de ces valeurs. Dans une distribution normale, 95 % de toutes les valeurs sont comprises entre + 1,96 écart-type (à droite) et – 1,96 écart-type (à gauche) de la moyenne. Un grand écart-type signifie que la dispersion autour de la moyenne est grande. Un petit écart-type implique que la dispersion autour de la moyenne est petite. C'est la racine carrée de la variance.

Échantillon :

Sous-ensemble de la population à l'étude.

Échantillon électif :

Échantillon constitué d'individus sélectionnés par les chercheurs de façon non aléatoire, par exemple, en faisant appel à des volontaires.

Échantillonnage aléatoire simple :

Méthode d'échantillonnage dans laquelle tous les sujets d'une population ont une chance égale de faire partie de l'échantillon.

Échantillonnage aléatoire stratifié :

Méthode d'échantillonnage dans laquelle la population est répartie selon certaines caractéristiques. Toutes les catégories ainsi constituées sont représentées dans l'échantillon. Tous les sujets appartenant à une catégorie donnée ont une chance égale de représenter leur catégorie dans l'échantillon.

Échantillonnage en grappes :

Méthode d'échantillonnage dans laquelle la population est répartie en sous-groupes que l'on appelle « grappe ». Les grappes qui font partie de l'échantillon sont généralement désignées au moyen de méthodes d'échantillonnage aléatoire simple ou aléatoire stratifié. Tous les individus qui constituent une grappe ainsi sélectionnée font partie de l'échantillon.

Échantillonnage systématique :

Méthode d'échantillonnage aléatoire dans laquelle tous les individus d'une population sont inscrits sur une liste (réelle ou virtuelle). Le premier individu est choisi aléatoirement et tous les autres le sont ensuite selon une règle fixe.

Effet placebo

L'effet placebo (souvent, mais pas toujours, positif) est l'effet qui ne peut pas être expliqué par un modèle physiopathologique mais qui est attribué à d'autres facteurs, comme le décours naturel de la plainte, la relation médecin-patient ou l'attente par le patient, le médecin ou le chercheur, qu'une certaine intervention ou un certain traitement ait un effet.

Endémie

Persistance d'un nombre élevé de cas d'une maladie dans un lieu donné pendant une longue période.

Épidémie

Apparition d'un nombre anormalement élevé de cas d'une maladie selon le lieu et le temps.

Épidémiologie

Science qui s'intéresse aux facteurs qui influencent la fréquence ou la distribution, les maladies et d'autres phénomènes de santé. On distingue classiquement épidémiologie descriptive, analytique et évaluative.

Erreur aléatoire

Erreur due aux fluctuations imputables uniquement au hasard et qui affecte la précision des études. Elle entraîne à peu près autant de résultats supérieurs à la valeur réelle recherchée que de résultats inférieurs à cette valeur. Quand l'échantillon est assez grand, l'erreur aléatoire n'a pas d'effet sur le résultat.

Erreur de classification différentielle

Erreur systématique induite lorsque les participants à une étude sont répartis en deux groupes exposés et non-exposés (ou malades et non-malades) au moyen d'instruments de mesure différents selon le groupe. Voir aussi biais de classement.

Erreur de classification non différentielle

Erreur systématique induite lorsque les participants à une étude sont répartis en deux groupes exposés et non exposés (ou malades et non malades) au moyen d'un même instrument de mesure imparfait ou défectueux. Voir aussi Biais de classement.

Erreur systématique

C'est une faute systématique (dans un même sens : soit une sous-estimation, soit une surestimation) des mesures d'une valeur réelle, ceci contrairement à une erreur aléatoire. Cette erreur peut être commise lors de l'élaboration, du déroulement ou de l'interprétation d'une étude clinique. Les erreurs systématiques entraînent une déformation des résultats (biais). Une erreur systématique peut intervenir, par exemple, quand on mesure la tension avec un tensiomètre qui n'est pas étalonné. Si on ne connaît pas cette erreur, on ne peut pas corriger les résultats.

Erreur type

Écart-type des moyennes échantillonnales. L'erreur type indique avec quelle précision la moyenne échantillonnale estime la moyenne dans la population.

Espérance de vie

Nombre moyen d'années de vie avant le décès des personnes d'un âge donné dans une population ou âge moyen au décès des personnes de cette population.

Essai clinique

Un essai ou étude clinique a pour but d'évaluer (tester) l'efficacité et la sécurité d'une intervention ou d'un traitement.

Essai clinique contrôlé

Essai ou étude clinique au cours de laquelle un ou plusieurs groupes d'intervention sont comparés à un ou plusieurs groupe(s) contrôle ne recevant pas l'intervention ou le traitement étudié.

Essai clinique contrôlé randomisé

Essai ou étude d'intervention dans laquelle la population étudiée est répartie aléatoirement entre le groupe d'intervention et le groupe contrôle. On considère que c'est la meilleure méthode de recherche pour tester une hypothèse.

Essai d'efficacité

Démonstration que les effets de deux traitements sont différents (efficacité d'un traitement par rapport à un placebo ou au traitement de référence).

Essai d'équivalence

Démonstration que les effets de deux traitements sont équivalents dans certains essais thérapeutiques spécifiques. Cela nécessite une méthodologie adaptée, différente de celle utilisée dans les essais classiques dits essais d'efficacité. Ce type d'essai nécessite des hypothèses (hypothèse nulle et hypothèse alternative) et des tests statistiques particuliers. Cela doit être prévu dès la constitution du protocole.

Essai de phase I

Dans la phase I, la molécule est administrée pour la première fois à des individus après avoir été testée sur des animaux. Dans cette phase de la recherche, on étudie en premier lieu le caractère non dangereux du nouveau produit, entre autres les doses de produit que l'on peut administrer sans causer d'effet indésirable grave. Le métabolisme est également étudié. On utilise pour cette première administration des volontaires sains. Au cours de cette phase, la recherche n'est généralement pas randomisée et il n'y a pas de groupe contrôle.

Essai de phase II

Dans la phase II, on étudie surtout l'efficacité et la tolérance du nouveau produit à différentes doses et les fréquences d'administration. Le groupe inclus dans l'étude se compose le plus souvent d'une vingtaine de personnes atteintes d'une certaine affection. Au cours de cette phase, les sujets observés ne sont également pas répartis aléatoirement entre groupe recevant le produit (groupe recherche) et groupe contrôle.

Essai de phase III

Une grande étude clinique est réalisée au cours de la phase III. Un nombre important de sujets est alors enrôlé dans l'étude et l'efficacité et la sécurité du produit sont examinées. Elle se déroule la plupart du temps sous forme d'un essai clinique contrôlé randomisé, dans lequel les sujets sont répartis aléatoirement dans différents groupes d'évaluation. La comparaison se fait par rapport à un traitement de référence (standard) ou à un placebo.

Essai de phase IV

La phase IV n'est réalisée que si le produit est officiellement enregistré et qu'il est mis sur le marché. Dans cette phase, les effets indésirables et l'efficacité sont examinés pour une longue période d'utilisation (pharmacovigilance). Les études de phase IV peuvent être aussi appelées « études de surveillance postmarketing ». Elles ne font pas l'objet d'essai clinique contrôlé randomisé.

Essai séquentiel

Essai thérapeutique dont l'analyse est effectuée régulièrement, au fur et à mesure de l'inclusion et de l'évaluation du critère de jugement chez les sujets inclus (tous les « n » sujets). Ce type d'analyse, pas sa méthodologie particulière, permet de maîtriser les risques d'erreurs statistiques de première espèce et de seconde espèce.

Estimation des paramètres

Processus par lequel on suppose que la valeur des paramètres s'apparente à la valeur de la statistique correspondante mesurée dans l'échantillon.

Estimation ponctuelle

Le résultat numérique d'une étude est appelé estimation ponctuelle. La répétition de cette étude donne différentes estimations ponctuelles du même effet. Les limites de confiance autour de l'estimation ponctuelle indiquent l'intervalle des valeurs dans lequel se trouve l'effet réel. Voir aussi Intervalle de confiance.

Étendue

Mesure de dispersion consistant en la différence entre la valeur la plus petite et la valeur la plus grande d'un ensemble d'observations.

Étude cas-témoins

Étude à visée étiologique qui implique d'emblée la comparaison de deux groupes : l'un composé de personnes atteintes de la maladie étudiée, appelées les « cas », et l'autre, de personnes n'ayant pas la maladie, appelées les « témoins ». La maladie sert en quelque sorte de point de départ ; on recherche ensuite un ou des facteurs d'exposition antérieurs susceptibles de l'expliquer.

Étude d'observation

Étude au cours de laquelle aucune intervention ou expérimentation n'est mise à l'épreuve. Par exemple : étude de cohortes, étude transversale, étude cas-témoins.

Étude de cohorte(s)

Étude longitudinale à visée étiologique ou descriptive d'un ou de plusieurs facteurs susceptibles de provoquer l'apparition d'une maladie dans un groupe (une cohorte) ou des groupes (des cohortes) qui partagent des caractéristiques communes.

Étude descriptive

Étude qui décrit un ou des phénomènes de santé sans chercher à établir leur cause. Elle peut être une :

Étude descriptive longitudinale

Étude descriptive effectuée sans groupe de comparaison, permettant l'observation des variables d'intérêt pendant une certaine période de temps ;

Étude descriptive transversale

Étude descriptive effectuée sans groupe de comparaison et à un moment précis dans le temps.

Étude d'un cas

Étude descriptive non contrôlée limitée à l'observation d'un seul cas.

Étude d'une série de cas

Étude descriptive non contrôlée comportant l'observation de plusieurs cas semblables.

Étude expérimentale

Par opposition à une étude d'observation, une étude expérimentale intervient dans l'ordre naturel des choses. Un essai clinique contrôlé randomisé est un exemple de protocole d'étude expérimentale.

Étude exposé non exposé

Étude prospective dans laquelle on suit l'évolution de sujets dont on relève initialement l'exposition à des facteurs pour lesquels on veut étudier l'effet sur la santé. L'association entre exposition et maladie est quantifiée par le risque relatif, ou par l'odds ratio, avec l'intervalle de confiance associé.

Étude longitudinale

Étude qui se déroule dans le temps et permet l'observation de l'évolution des phénomènes étudiés.

Étude prospective

Étude longitudinale, descriptive ou à visée étiologique, dans laquelle le début de la période d'observation est contemporain de la date du début de l'étude.

Étude rétrospective

Étude longitudinale, descriptive ou à visée étiologique, dans laquelle le début de la période d'observation est antérieur à la date du début de l'étude.

Étude transversale

Étude dans laquelle les données sont recueillies au cours d'une enquête à un moment précis dans le temps, où aucun suivi n'est effectué, et qui permet de décrire un phénomène de santé à un moment donné. Elle produit une photographie de l'état de la situation, au moment de l'étude, dans la population étudiée. La prévalence est la mesure obtenue à la suite de l'étude transversale.

Examen de référence

Mesure étalon qui correspond à la méthode diagnostique la plus valide qu'il soit possible d'utiliser dans une situation clinique donnée. L'examen de référence permet d'obtenir un diagnostic juste et de répartir les individus en groupes de malades ou de non-malades.

Examens en parallèle

Utilisation simultanée de plusieurs examens diagnostiques pour obtenir une meilleure sensibilité et une valeur prédictive négative plus élevée.

Examens en série
Suite d'examens diagnostiques au cours de laquelle le résultat du premier examen est un facteur déterminant dans la décision d'effectuer un nouvel examen complémentaire. Cette stratégie d'investigation permet d'obtenir une meilleure spécificité et une valeur prédictive positive plus élevée.

F

Facteur d'exposition
Facteur auquel un individu ou une population est exposé(e) (tabagisme, amiante...). Il s'agit souvent d'un facteur de risque.

Facteur de confusion
C'est un facteur qui présente une association avec le facteur de risque examiné, ou avec l'exposition, et avec le résultat. Un facteur de confusion peut affaiblir ou renforcer une association entre l'exposition et les résultats observés (biais de confusion). Du fait de cette confusion, un lien inexistant dans la réalité peut être suggéré ou, au contraire, un lien réel peut être méconnu. L'effet d'un facteur de confusion peut être contrôlé de deux manières : réaliser un appariement des populations étudiées dès la construction du protocole de la recherche, ou, lors de l'analyse des données, réaliser une stratification ou contrôler en utilisant une technique d'analyse multivariée.

Facteur de risque
Facteur augmentant ou diminuant le risque de maladie. On parle de facteur protecteur lorsque le risque diminue.

Facteur pronostique

Facteur qui influence l'évolution d'une maladie et qui entraîne plus rapidement une complication ou un décès.

Faux négatif

Un résultat faux négatif est un test négatif chez un sujet malade.

Faux positif

Un résultat faux positif est un test positif chez un sujet qui n'a pas la maladie.

H

Histogramme

Dans un histogramme, les valeurs des mesures sont situées sur l'axe des x (abscisse). La hauteur des blocs indiquée sur l'axe des y (ordonnée) exprime la fréquence.

Hypothèse alternative

Elle constitue l'hypothèse de recherche. Dans le test d'hypothèse, sa vraisemblance est confrontée à celle de l'hypothèse nulle.

Hypothèse nulle

Une hypothèse nulle propose que l'association ou la différence observée entre deux résulta puisse être attribuée au seul effet du hasard, ou autrement dit, qu'il n'y a en réalité aucune association ou différence. C'est le point de départ des tests statistiques qui permettent de calculer la probabilité que le résultat puisse être attribué au hasard. Quand on rejette de manière erronée l'hypothèse nulle, on fait une erreur α (erreur de type I), quand on accepte de manière erronée l'hypothèse nulle, on fait une erreur β (erreur de type II) de manière erronée.

I

Incidence

C'est le nombre de nouveaux malades ou de nouvelles maladies dans une population au cours d'une période déterminée (la plupart du temps un an). Elle peut être exprimée sous forme d'incidence cumulée ou d'incidence instantanée.

Incidence cumulée

Rapport entre le nombre de nouveaux cas survenus pendant la période d'observation et le nombre de personnes en observation et susceptibles de devenir des cas au début de l'étude. Il s'agit d'une proportion et d'une mesure du risque qui doivent toujours être accompagnées de la mention de la durée d'observation.

Incidence instantanée

Rapport entre le nombre de nouveaux cas de maladie au cours d'une période déterminée par la « population à risque » pendant cette période. La « population à risque » est déterminée par le nombre total d'unités de temps pendant lesquelles la population étudiée est soumise au risque de développer la maladie (par exemple, 1 000 années-patient). Appelée aussi « taux d'incidence ».

Indice

Rapport dont les numérateurs et dénominateur n'appartiennent pas au même ensemble.

Inférence

Processus permettant d'induire la valeur d'un paramètre à partir d'une mesure obtenue dans un échantillon représentatif de la population (une statistique).

Interaction

Mesure dans laquelle l'effet d'un facteur est modifié ou inversé en fonction de l'action conjointe d'un ou des autres facteurs.

Intervalle de confiance

Ensemble de valeurs autour de l'estimation d'un paramètre (une statistique) qui ont une probabilité fixée à l'avance de contenir la valeur du paramètre que l'on cherche à estimer. Un intervalle de confiance à 95 % signifie que, si l'enquête ou l'étude est reproduite 100 fois dans la même population avec des échantillons différents, dans 95 des cas, la valeur trouvée se situera dans l'intervalle de confiance donné.

L

Létalité

Proportion des personnes nouvellement atteintes

M

Médiane

Mesure dans laquelle on divise en deux parties égales en nombre l'ensemble des valeurs observées, préalablement ordonnées. Elle prend la valeur de l'observation de rang (n+1)/2, où « n » représente le nombre d'observations. Cela est vrai si « n » est pair. Si « n » est impair, deux variables se partagent le centre de la distribution. La médiane est alors la moyenne de ces deux valeurs. C'est une mesure de tendance centrale.

Mesure d'accord Kappa

Mesure du degré d'accord non attribuable au hasard, soit entre différents observateurs (accord inter-observateurs), soit chez un même observateur qui apprécie le même phénomène à plusieurs reprises (accord intra-observateur). Une valeur Kappa égale à 1 représente une correspondance parfaite. Une valeur Kappa égale à 0 indique que la correspondance n'est pas meilleure que celle que l'ion pourrait avoir sur base du seul hasard.

Mesure d'association ajustée

Mesure d'association qui tient compte des facteurs de confusion possibles par le biais d'une analyse multivariée.

Mesure d'association brute

Mesure d'association qui ne tient pas compte des facteurs de confusion possibles.

Mesure de dispersion

Mesure qui informe sur la variabilité des observations. L'étendue, les quantiles, la variance, l'écart-type et le coefficient de variation en sont des exemples.

Mesure de tendance centrale

Mesure qui se caractérise par le fait que toutes les valeurs observées tendent à se rassembler autour d'elle. La moyenne arithmétique, la médiane et le mode en sont des exemples.

Méta-analyse

Analyse globale faisant la synthèse des résultats de différentes études au moyen de méthodes statistiques appropriées. La méta-analyse comporte un volet qualitatif (évaluation de la qualité d'une étude, c'est-à-dire de l'absence de biais, de la force du plan d'étude..., au moyen de critères) et un volet quantitatif (intégration des données numériques pour augmenter la puissance statistique d'une étude).

Mode

Dans un ensemble de valeurs observées, valeur la plus fréquemment trouvée. C'est une mesure de tendance centrale.

Modèle mathématique

Représentation plus ou moins simplifiée, à l'aide d'équations, de l'association entre des variables.

Moyenne géométrique

Mesure de tendance centrale obtenue en extrayant la énième racine du produit des n valeurs observées.

N

Nombre de sujets à traiter

Le nombre de sujets à traiter (NST) est le nombre de personnes à traiter pendant la période déterminée pour guérir ou pour prévenir un cas supplémentaire de la pathologie considérée. Calculé comme étant l'inverse de la réduction absolue du risque.

Nombre de sujets nécessaire

Nombre de sujets qui permettra de mettre en évidence la différence minimale cliniquement intéressante qui est escomptée. Ce nombre est calculé avant le début de l'étude. Il est lié au risque α, au risque β et à la différence moyenne que l'on souhaite mettre en évidence. Le nombre de patients inclus est généralement supérieur au nombre de sujets nécessaire afin de tenir compte des éventuels perdus de vue.

Nomogramme adapté de Fagan

Graphique qui facilite le calcul des valeurs prédictives à partir de la prévalence de la maladie et des rapports de vraisemblance.

P

Pandémie

Épidémie qui survient dans une zone géographique très étendue telle qu'un continent ou la planète entière.

Paramètre

Caractéristique mesurée dans une population (moyenne, variance, etc.).

Perdu de vue

Le patient n'est pas suivi sur la totalité de la période prévue par le protocole de l'étude qu'il abandonne avant son terme. On ne sait pas si le patient a guéri, s'il a eu une complication... et pourquoi il n'est pas revenu. Aussi appelé « biais des perdus de vue », le biais de migration est un biais de sélection.

Période de lavage

Dans une étude, notamment au cours d'un essai thérapeutique, c'est la phase au cours de laquelle le traitement est arrêté afin que ses effets disparaissent. Cette phase se déroule en général avant l'administration du nouveau traitement à étudier. Voir aussi Plan d'étude en croisé.

Plan d'étude en croisé

Dans le cadre d'une étude expérimentale, plan d'étude consistant en ce que tous les sujets qui participent à l'étude reçoivent alternativement le traitement A et le traitement B.

Plan d'étude en parallèle

Dans le cadre d'une étude expérimentale, plan d'étude consistant à comparer deux ou plusieurs groupes simultanément. Après la randomisation, les patients demeurent dans le même groupe et reçoivent le même traitement tout au long de l'étude.

Population

Ensemble d'éléments (individus ou objets inanimés) dotés de caractéristiques communes.

Population à l'étude

Groupe choisi pour une étude. La population à l'étude provient de la population cible et est celle à partir de laquelle le chercheur sélectionne des éléments pour former un échantillon.

Population cible

Population à laquelle on veut généraliser les résultats d'une étude.

Population dynamique

Population observée pendant un certain temps, qui change avec le temps. On peut y mesurer des incidences cumulées ou des incidences instantanées.

Population dynamique fermée

Population dans laquelle tous les sujets sont bien identifiés au début de l'étude, à laquelle personne ne s'ajoute en cours d'étude et où chacun est suivi jusqu'à la survenue de l'événement étudié (maladie, décès...) ou jusqu'à la fin de la période d'observation.

Population dynamique ouverte

Population à laquelle des individus peuvent s'ajouter (naissance, émigration...) ou dont ils peuvent se retirer (décès, émigration, déménagement...) durant la période d'observation.

Population statique

Population figée dans le temps, à des fins d'observation. Une population statique ne peut donc fournir que des proportions, des ratios ou des indices et ne permet de mesurer ni incidences instantanées ni incidences cumulées.

Précision

Caractéristique d'une mesure ou d'une étude correspondant à l'absence relative d'erreur aléatoire.

Ainsi, une mesure est considérée comme précise lorsqu'elle fluctue peu.

Prévalence

Proportion des personnes affectées par une maladie à un moment donné dans une population. Elle est exprimée la plupart du temps sous forme de pourcentage.

Prévention primaire

Ensemble des mesures visant à diminuer l'apparition de problèmes de santé en réduisant l'exposition aux facteurs de risque lorsque cela est possible. On diminue l'incidence.

Prévention secondaire

Ensemble des mesures visant à déceler une affection à un stade précoce asymptomatique, le traitement à ce stade devant pouvoir influencer favorablement le pronostic. Elle vise à réduire la prévalence. Aussi appelé dépistage.

Prévention tertiaire

Ensemble des mesures (interventions auprès du patient qui présente des symptômes) visant à freiner l'évolution de la maladie ou à en réduire les conséquences une fois celle-ci établie.

Probabilité

Vraisemblance de survenue d'un événement. La probabilité fréquentiste correspond au nombre de fois qu'un événement s'est produit divisé par le nombre total d'événements. La probabilité a priori correspond au nombre de fois qu'un événement peut se produire divisé par le nombre total d'événements possibles. Le domaine de variation du calcul d'une probabilité s'étend de 0 (événement impossible) à 1 (événement certain).

Proportion

Rapport de deux quantités appartenant au même ensemble et dans lequel le numérateur est inclus dans le dénominateur.

R

Randomisation

Méthode rigoureuse qui consiste à répartir les sujets dans les groupes d'exposés et de non-exposés selon un procédé aléatoire, ce qui signifie que chaque sujet admis à participer à l'étude présente sensiblement la même probabilité de faire partie d'un ou de l'autre groupe. Cette technique permet généralement une répartition plus homogène des variables de personnes dans les groupes.

Rapport

Expression la plus générale de la relation entre deux quantités qui peuvent indifféremment appartenir ou non au même ensemble.

Rapport de cotes

Rapport de la cote chez les cas sur la cote chez les témoins. Dans une étude cas-témoin, le rapport de cotes est une approximation du risque relatif. Un rapport de cotes supérieur à 1 signifie que le facteur étudié est en faveur de l'apparition de la maladie (facteur de risque). Un rapport de cotes inférieur à 1 signifie que le facteur étudié est en faveur de la non-apparition de la maladie (facteur protecteur).

Rapport de hasards

Désigne le risque relatif de survenue d'un résultat dans une analyse réalisée à l'aide du modèle de risques proportionnels de Cox.

Rapport de vraisemblance

Indice qui correspond, pour un résultat donné d'un examen diagnostique, au rapport de la probabilité d'être malade sur la probabilité de ne pas l'être.

Rapport de vraisemblance négatif

Un rapport de vraisemblance négatif permet d'estimer dans quelle mesure une maladie chez un patient est moins plausible après un résultat de test négatif. C'est le rapport entre la probabilité d'un test négatif chez les malades (1 – sensibilité) et la probabilité d'un test négatif chez les non-malades (spécificité). Ce nombre est plus petit que 1. Un test diagnostique négatif élimine d'autant plus le diagnostic que le rapport de vraisemblance négatif tend vers 0.

Rapport de vraisemblance positif

Un rapport de vraisemblance positif permet d'estimer dans quelle mesure la présence de la maladie chez un patient est plus plausible après un résultat de test positif. C'est le rapport entre la probabilité d'un test positif chez les malades (sensibilité) et la probabilité d'un test positif chez les non-malades (1 – spécificité). Ce nombre est plus grand que 1. Un test diagnostique positif confirme d'autant plus le diagnostic que le rapport de vraisemblance positif tend vers l'infini.

Ratio

Rapport dans lequel le numérateur et le dénominateur appartiennent au même ensemble, mais où le numérateur n'appartient pas au dénominateur. Par exemple, rapport entre le nombre de décès observés dans une population pour une cause donnée et le nombre de décès attendus par cette cause, en se basant sur le taux de mortalité de la population générale.

Réduction absolue du risque

On parle de réduction absolue du risque (RAR) lorsque la différence entre le risque de survenue d'un événement dans le groupe d'intervention (ou le groupe exposé) et le risque dans le groupe contrôle (ou le groupe non exposé) diminue. Si le risque augmente, on parle Accroissement absolu du risque,

Réduction relative du risque

La réduction relative du risque (RRR) est la réduction proportionnelle du taux d'événements défavorables entre le groupe d'intervention et le groupe contrôle de l'essai.

Relation dose-effet

Association entre un facteur d'exposition et une maladie pour laquelle le risque de contracter la maladie varie en fonction de l'intensité ou de la durée de l'exposition au facteur. Pour ce qui concerne les médicaments, il existe une relation dose-effet lorsque l'effet du médicament varie en fonction de la dose reçue.

Risque

Un risque représente la probabilité d'apparition d'un événement.

Risque absolu

Risque de survenue d'un événement chez une personne donnée, pendant un intervalle de temps déterminé, en fonction de la connaissance des facteurs de risque auxquels elle est exposée.

Risque attribuable

Le risque attribuable (RA) est la proportion de cas effectivement attribuables à un facteur de risque. Il se mesure par la différence des taux d'incidence entre les exposés et les non-exposés.

Risque attribuable pour une population

Le risque attribuable pour une population (RAP) donne la mesure du risque supplémentaire d'une maladie ou d'une autre observation dans une population quand elle est exposée à un facteur de risque déterminé. Le RAP s'exprime généralement en pourcentage. C'est la différence relative entre l'incidence de la maladie dans la population étudiée et l'incidence de la maladie dans le groupe non exposé au facteur de risque.

Risque relatif

Le risque relatif (RR) est le risque de survenue d'une maladie donnée parmi les individus exposés à un facteur donné, divisé par le risque correspondant parmi les individus non exposés. Le risque relatif est une mesure d'association. Le RR est une estimation de la probabilité que la survenue d'une maladie dans le groupe exposé au facteur (facteur de risque déterminé, traitement...) soit autant de fois supérieure (RR > 1) ou inférieure (RR < 1) à celle dans le groupe non exposé. Un risque relatif égal à 1 signifie que l'exposition au facteur et l'apparition de la maladie sont indépendantes. La valeur du risque relatif doit s'interpréter avec son intervalle de confiance. Le risque relatif ne peut pas être estimé dans les études cas-témoins (voir Rapport des cotes).

Risque relatif ajusté

Résumé des risques relatifs spécifiques obtenus pour chacune des strates lors d'une analyse stratifiée.

Risque relatif brut

Mesure d'association entre un facteur d'exposition et une maladie, obtenue en faisant le rapport du risque d'être malade chez les exposés au risque d'être malade chez les non-exposés. Le risque relatif brut est une mesure non ajustée.

S

Sensibilité

Probabilité que le résultat d'un examen diagnostique soit positif chez un individu malade. Autrement dit, c'est la proportion de patients réellement malades dans la population qui présente un résultat positif pour le test utilisé (par rapport à l'ensemble des personnes malades). Un test ayant une sensibilité élevée détecte un nombre élevé d'individus véritablement malades, donc peu de faux négatifs.

Seuil de positivité

Seuil à partir duquel le résultat d'un examen diagnostique est considéré comme anormal. Aussi appelé « seuil de normalité ».

Seuil de signification statistique

Risque, consenti avant l'étude, de se tromper lorsque l'on rejette l'hypothèse nulle (erreur de type I). Le niveau de risque jugé acceptable est fixé par le chercheur et correspond au seuil de signification statistique. Classiquement, le risque d'erreur acceptable est choisi à 5 % (si on répétait 100 fois l'expérience, on pourrait trouver une différence significative 5 fois par hasard).

Signification clinique

Caractéristique d'un résultat qui porte à conséquence sur le plan clinique. Il s'agit d'un jugement clinique, non pas statistique.

Spécificité

Probabilité que le résultat d'un examen diagnostique soit négatif chez un individu non malade. Autrement dit, c'est la proportion de personnes qui n'ont pas la maladie dans une population et qui présentent un résultat négatif pour le test utilisé (par rapport à l'ensemble des personnes qui n'ont pas la maladie).

Un test ayant une spécificité élevée donne peu de faux positifs.

Standardisation

Méthode permettant de prendre en compte les différences de distribution entre plusieurs groupes (par exemple, selon l'âge et le sexe) rendant ainsi des indicateurs de santé pour des populations différentes comparables à eux. Pour réaliser une standardisation, deux méthodes peuvent être utilisées : la standardisation directe ou la standardisation indirecte.

Standardisation directe

Dans une standardisation directe, on applique les taux de répartition du caractère d'intérêt de la population que l'on étudie à la distribution de ce caractère d'une population-type (ou standard). Par exemple, on applique les taux de mortalité par âge de la population d'un département français à la distribution par âge de la population européenne. Appelée aussi méthode de la population-type.

Standardisation indirecte

Dans une standardisation indirecte, on applique les taux de répartition d'une population-type aux distributions des différents niveaux du caractère d'intérêt dans la population que l'on étudie. Par exemple, on applique les taux de mortalité par âge de la population européenne aux distributions par âge de la population d'un département français. Appelée aussi méthode de la mortalité type.

Statistique

Valeur mesurée dans un échantillon. Cette valeur peut être la moyenne, l'écart-type, la médiane...

Stratification

Lors d'une stratification, la population observée dans une étude est subdivisée en une ou plusieurs catégories selon des critères déterminés tels que l'âge, le sexe, le statut social... Cette technique est utilisée pour mieux prendre en compte des facteurs de confusion.

T

Taux

Rapport constitué d'un numérateur représenté par le nombre d'individus porteurs d'un attribut ou présentant un événement dans une population susceptible de présenter cet attribut ou cet événement (en général, à un moment ou durant une période donnée). C'est donc le rapport qui mesure la vitesse de survenue d'un événement dans une population.

Taux brut

Taux dont le numérateur et le dénominateur sont le résultat brut du dénombrement des attributs ou événements pour le numérateur et de la population concernée pour le dénominateur.

Taux d'attaque

Proportion des personnes malades par rapport aux personnes exposées à un facteur de risque reconnu. Il s'agit d'une mesure d'incidence cumulée utilisée surtout en infectiologie.

Taux de mortalité

Taux d'incidence des décès dans une population.

Taux d'incidence

Voir Incidence instantanée.

Taux spécifique

Taux dont le numérateur et/ou le dénominateur concernent des ensembles particuliers (par exemple, taux de décès par cancer bronchique, taux de décès chez les personnes âgées de 50 à 59 ans).

Taux standardisé

Taux recalculé, par exemple, pour l'âge, par rapport à une population-type dont la composition est constante. Cette procédure permet de comparer entre eux différents taux bruts standardisés sur la même population-type. Voir aussi Standardisation.

V

Valeur prédictive négative

Probabilité qu'une personne ayant obtenu un résultat négatif lors d'un examen diagnostique ne soit pas malade.

Valeur prédictive positive

Probabilité qu'une personne ayant obtenu un résultat positif lors d'un examen diagnostique soit réellement malade. Appelée aussi probabilité post-test.

Validité

Caractéristique d'une mesure ou d'une étude correspondant à sa capacité d'appréhender correctement un phénomène ou sa valeur réelle.

Validité externe

Capacité de généraliser un résultat (obtenu dans le cadre d'une étude) à une population cible.

Validité interne

La validité interne d'une étude est satisfaisante lorsque les différences observées entre les groupes peuvent être attribuées au seul effet de l'intervention étudiée et ne sont pas dues à l'instrument de mesure ou au protocole de recherche. La validité interne est importante quand on veut identifier des relations de cause à effet, comme dans la recherche expérimentale. La question fondamentale pour la validité interne est de savoir dans quelle mesure le résultat obtenu est imputable à l'intervention et non à d'autres causes possibles.

Validité intrinsèque

Capacité d'un examen diagnostique de reconnaître les malades et les non-malades, caractérisée par deux paramètres : la sensibilité et la spécificité de cet examen diagnostique.

Variabilité inter-observateurs

La variabilité inter-observateurs désigne les différences entre les observations du même phénomène par les différents chercheurs. Voir aussi Mesure d'accord Kappa.

Variabilité intra-observateur

La variabilité intra-observateur désigne les différences entre observations du même phénomène par un même chercheur. Voir aussi mesure d'accord kappa.

Variable

Tout facteur susceptible d'être différent selon les personnes, le temps ou les lieux considérés. C'est donc une caractéristique ou un résultat que l'on peut mesurer.

Variable dépendante

Variable dont la valeur dépend de l'effet ou de l'influence des autres variables (soit les variables indépendantes). Elle représente le phénomène ou l'événement étudié. Appelée aussi facteur à expliquer.

Variable indépendante

Variable qui affecte ou influence le phénomène ou l'événement étudié (soit la variable dépendante). Appelée aussi facteur explicatif.

Variable qualitative

Une variable qualitative (ou variable catégorielle) est composée uniquement de valeurs préalablement déterminées. Une variable catégorielle peut être nominale (oui ou non, homme ou femme) ou ordinale (poids normal, surpoids, obésité).

Variable quantitative

Une variable quantitative a toujours des nombres pour valeurs. Une variable quantitative peut être discontinue (c'est toujours un nombre entier, par exemple, le nombre d'enfants d'une famille) ou continue (elle représente un nombre infini de valeurs, par exemple, le poids, la taille).

Variance

Mesure de dispersion consistant en la somme des carrés des écarts par rapport à la moyenne divisée par le nombre d'observations. Une grande variance signifie que la dispersion autour de la moyenne est grande. Une petite variance implique que la dispersion autour de la moyenne est petite. La racine carrée de la variance représente l'écart-type.

Vrai négatif

Un résultat vrai négatif est un test négatif chez un sujet qui n'a pas la maladie.

Vrai positif

Un résultat vrai positif est un test positif chez un sujet malade.

Vraisemblance

La vraisemblance est la probabilité d'observer un résultat rapporté à l'ensemble des cas possibles.

Contributions de l'auteur

Cette recherche fait partie d'une profonde étude menée après plusieurs observations et enquêtes dans certaines provinces de la République démocratique du Congo (RDC), et notre expérience dans la recherche et enseignement, dont nous avons recouru tout le chercheur a bel et bien contribué sa part dans l'élaboration et la publication de ce livre.

Nous saluons l'AG Alexis TOHEMO LUKAMBA (tohemoalexisluka6@gmail.com), coordonnateur national du Centre de recherche et de promotion en gestion des institutions de santé (CERPROGIS ASBL, en sigle) qui a finalisé le traitement des textes et certains travaux informatiques.

Conflits d'intérêts

L'auteur ne déclare aucun conflit d'intérêts dans le cadre de cette étude, car aucun bailleur de fonds ni enquêté n'a joué un rôle prépondérant dans l'interprétation des résultats de l'étude.

Personne n'a été obligé à participer à l'étude, et les informations fournies n'ont servi que pour cette étude. La rédaction du manuscrit et la décision de le publier ont exclusivement été à la charge de l'auteur.

Table des matières

Structures éditoriales du groupe L'Harmattan

L'Harmattan Italie
Via degli Artisti, 15
10124 Torino
harmattan.italia@gmail.com

L'Harmattan Hongrie
Kossuth l. u. 14-16.
1053 Budapest
harmattan@harmattan.hu

L'Harmattan Sénégal
10 VDN SICAP AMITIE 3
BP 45034 Dakar-Fann
direction@senharmattan.com

L'Harmattan Cameroun
Tsinga/Derrière polyclinique FECAFOOT
BP 11486 Yaoundé
Jacques.koukam@harmattan.fr

L'Harmattan Burkina Faso
Villa 281, secteur 23 623, rue 14.32
Ouagadougou
zagbie@outlook.fr

L'Harmattan Guinée
Almamya, rue KA 028 OKB Agency
BP 3470 Conakry
harmattanguinee@yahoo.fr

L'Harmattan RDC
185, avenue Nyangwe
Commune de Lingwala - Kinshasa
matangilamusadila@yahoo.fr

L'Harmattan Congo
219, avenue Nelson Mandela
BP 2874 Brazzaville
deunovmikhael@gmail.com

L'Harmattan Mali
Immeuble Mgr Jean Marie Cissé
Aci Hamadallaye
BP 145 Bamako
syllaka@yahoo.fr

L'Harmattan Togo
Djidjole – Maison Amela
face EPP BATOME
02 BP 20680 Lomé
didieramela11@gmail.com

L'Harmattan Côte d'Ivoire
Résidence Karl – Cité des Arts
Abidjan-Cocody
03 BP 1588 Abidjan
harmattan.ivoire@gmail.com

L'Harmattan Bénin
Rue 604, (Immeuble à l'entrée
de la rue UCAO- Cite de Saint-Jean)
Cotonou
stepcorpus@gmail.com

Nos librairies en France

Librairie internationale
16, rue des Écoles
75005 Paris
librairie.internationale@harmattan.fr
01 40 46 79 11
www.librairieharmattan.com

Librairie des savoirs
21, rue des Écoles
75005 Paris
librairie.sh@harmattan.fr
01 46 34 13 71
www.librairieharmattansh.com

www.ingramcontent.com/pod-product-compliance
Lightning Source LLC
LaVergne TN
LVHW021213061026
849535LV00008B/2709